# Meine Kräuterhexengesundheit

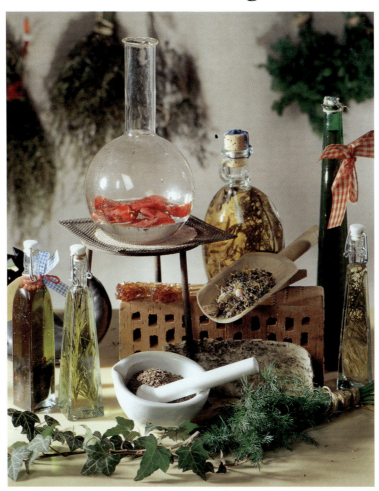

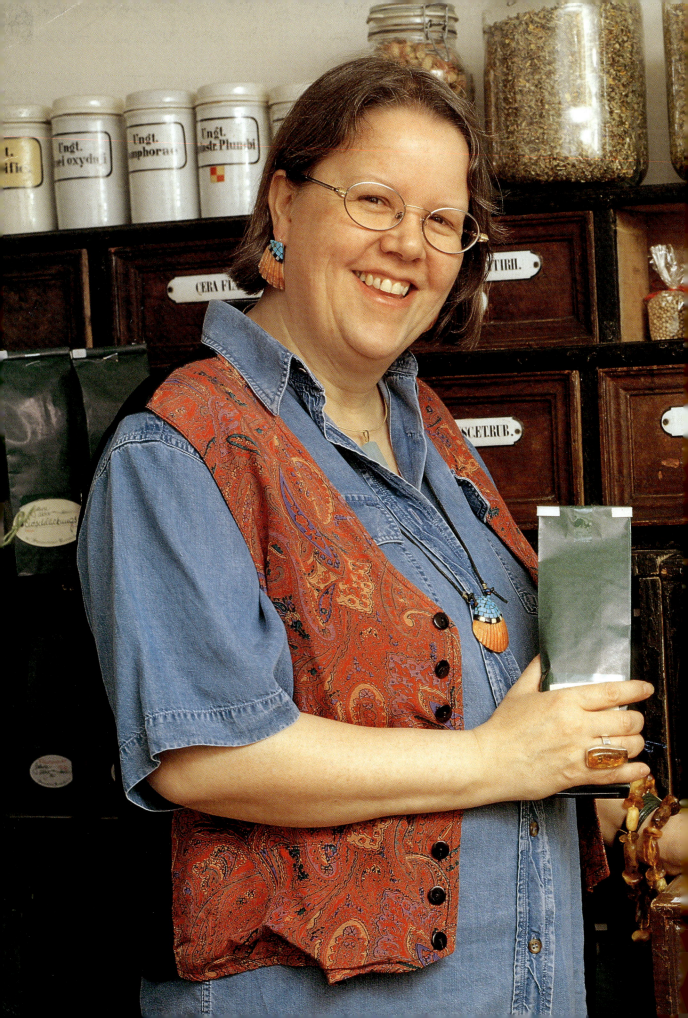

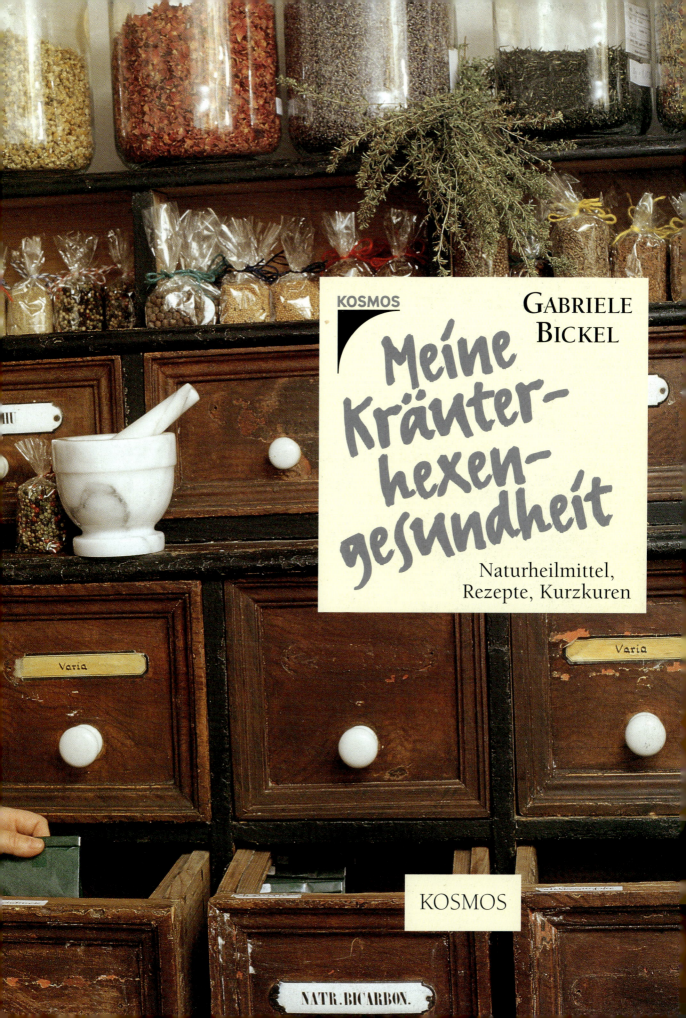

KOSMOS

GABRIELE BICKEL

# Meine Kräuterhexengesundheit

Naturheilmittel, Rezepte, Kurzkuren

KOSMOS

# Inhalt

Vorwort . . . . . . . . . . . 6

**Gesunde Lebenseinstellung** . . . . . 8
Allgemeines . . . . . . . . . . . 10
Gesunde Ernährung . . . . . . . . 10
Wieso müssen wir überhaupt essen? . 11
Was sind Nährstoffe? . . . . . . . 12
Was ist gesund oder nicht? . . . . . 13
Getränke, Kohlenhydrate,
    Gemüse, Obst, Salat . . . . . . 14
Zucker, Fleisch, Fisch, Eier . . . . . 16
Fette, Öle . . . . . . . . . . . 18
Zusammensetzung der Mahlzeiten . . 20
Vollwertkost, Diäten und sonstige
    „Sonderfälle" . . . . . . . . . 23
Honig . . . . . . . . . . . . . 30
Diäten . . . . . . . . . . . . 34
Entschlacken und Entgiften . . . . . 37
    Kräuterhexen-Entschlackungskur . 38
Alkohol und Zigaretten . . . . . . 40

Herstellung von Tinkturen und
    Heiltränken . . . . . . . . . 44
    Kräuterschnaps . . . . . . . . 46
    Kräuterwein . . . . . . . . . 46
Bewegung . . . . . . . . . . . 48
Gut schlafen ist kein Hexenwerk . . . 52
    Wann handelt es sich um eine
    Schlafstörung? . . . . . . . . 55
    Gut schlafen – was ich sonst
    noch tun kann . . . . . . . . 59
Schönheitstips . . . . . . . . . 60
Was ist Schönheit und woher
    kommt sie ? . . . . . . . . . 60
    Etwas über Hexen ... . . . . . 62
    Haut . . . . . . . . . . . 64
    Schönheit durch Make-up und
    Schönheitsoperationen? . . . . . 65

**Die Krankheiten** . . . . . . . . 68
Entstehung, Sinn und Zweck
    einer Krankheit . . . . . . . . 70
Verschiedene Behandlungs-
    methoden . . . . . . . . . . 71
Aromatherapie und Heilen
    mit Edelsteinen . . . . . . . . 71
Mineralfarben und deren Wirkung . . 73
    Klare und weiße Mineralien . . . 73
    Schwarze Mineralien . . . . . . 73
    Rote Mineralien . . . . . . . 73
    Orangefarbene Mineralien . . . . 73
    Gelbe Mineralien . . . . . . . 73
    Grüne Mineralien . . . . . . . 73
    Blaue Mineralien . . . . . . . 75
    Violette Mineralien . . . . . . 75
Die Homöopathie . . . . . . . . 76
    Meine eigene Erfahrung . . . . . 79
Phytotherapie – Heilpflanzenkunde . 80
Auch unsere Heilpflanzen haben
    ihre Grenzen! . . . . . . . . 82
Tees: etwas von der hohen Kunst
    der Kräuterhexe . . . . . . . 83
Einzelne Krankheiten . . . . . . . 88
Husten – Schnupfen – Heiserkeit . . . 88
    Kräuter, die helfen . . . . . . . 92
    Was ich sonst noch tun kann . . . 98

# INHALT 5

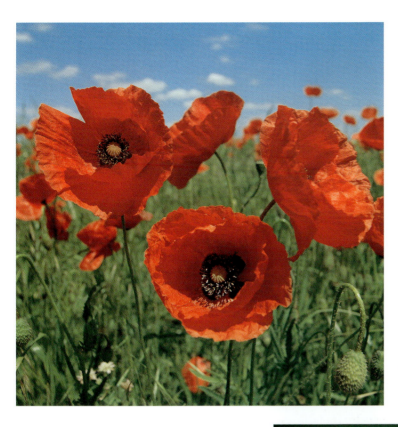

| | |
|---|---|
| Wechseljahresbeschwerden | 131 |
| Kräuter, die helfen | 132 |
| Heilsteine, die helfen | 136 |
| Sterilität – sexuelle Unlust – Impotenz | 136 |
| Sexuelle Unlust | 137 |
| 10 Tips der Kräuterhexe gegen sexuelle Unlust | 139 |
| Schmerzen – Spannungskopfschmerzen – Migräne | 140 |
| Spannungskopfschmerzen | 143 |
| Migräne | 144 |
| Weidenrinde | 145 |
| Kräuter, die helfen | 146 |
| Heilsteine gegen Schmerzen | 146 |
| Was ich sonst noch tun kann | 147 |

**Anhang**

| | |
|---|---|
| Register | 149 |
| Impressum | 154 |

| | |
|---|---|
| Heilsteine, die besonders bei Erkrankungen der Atmungsorgane weiterhelfen | 99 |
| Magen – Leber – Galle - Darm | 100 |
| Kräuter, die helfen | 102 |
| Was ich sonst noch tun kann | 106 |
| Heilsteine bei Verdauungsproblemen | 107 |
| Blase und Nieren | 108 |
| Kräuter, die helfen | 110 |
| Steine, die helfen | 112 |
| Ängste und Depressionen | 113 |
| Die Angst vor dem Tod | 115 |
| Erschöpfung – „Burnout-Syndrom" – Depressionen | 117 |
| Depressionen – depressive Verstimmungen | 122 |
| Kräuter, die helfen | 124 |
| Heilsteine gegen Angst und depressive Verstimmung | 125 |
| Frauenkrankheiten und „Männergeschichten" | 126 |
| Prämenstruelles Syndrom (PMS) | 130 |

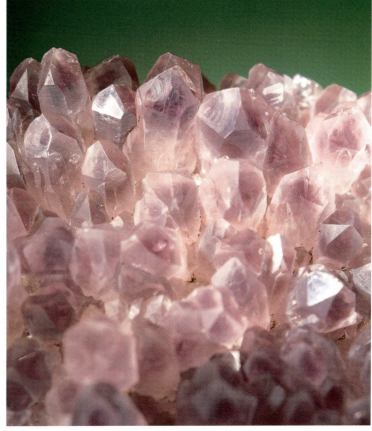

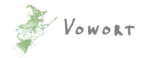

## Vorwort

**Liebe Kräuterhexenfreunde!**

Die positive Resonanz auf „Mein Kräuterhexenwissen" ist bis auf den heutigen Tag so riesengroß, daß es mir ein Bedürfnis ist, mich an dieser Stelle – auf der ersten Seite meines neuen Buches – ganz herzlich bei Ihnen zu bedanken. Mein Dank gilt all jenen, die mir auf persönliche Art und Weise in Briefen, mit Geschenken, Gesprächen und anderem mehr ihre Begeisterung für mein Werk zum Ausdruck gebracht haben.

Sehr viele Leser fragen um Rat zu persönlichen und fachlichen Problemstellungen. Die Beantwortung übersteigt leider oftmals aus vielerlei Gründen und terminlichen Engpässen heraus meine Möglichkeiten. Ich versuche dennoch, so gut es geht zu antworten, was wiederum sehr viel Zeit in Anspruch nimmt. Da auch Kräuterhexen nur Menschen sind, möchte ich Sie hierfür um Verständnis bitten.

In diesem Zusammenhang ist es mir auch ein besonderes Anliegen, einmal all jene unter meinen Leserinnen anzusprechen, die sich aufgrund meiner Veröffentlichungen auch als Kräuterhexe berufen fühlen und es mir gleichtun möchten. Das ist generell nur dann möglich, wenn man über eine pharmazeutische oder phytotherapeutische Ausbildung verfügt und ein anerkanntes Staatsexamen vorweisen kann. Selbst Ärzte, Heilpraktiker und Hebammen dürfen keine Heiltees herstellen und abgeben. Auch einzelne Heil- und Gewürzkräuter dürfen nur nach einer entsprechenden Sachverständigenprüfung verkauft werden. Dies sind die rein rechtlichen Voraussetzungen. Wenn ich Ihnen nun noch das gesamte Arbeitsgebiet einer Kräuterhexe beschreibe, werden Sie sicherlich erstaunt feststellen, daß es dabei eigentlich überhaupt keine Freizeit mehr gibt.

Daß ich über sehr viele Kräuter, deren Namen, Herkunft, Inhaltsstoffe, Wirkungsweise und Verwendung Bescheid wissen muß, ist logisch, aber das lernt man nicht innerhalb eines Jahres und mit Hilfe von zwei Kräuterbüchern. Sehr viel Erfahrung mit dem Umgang von Heilpflanzen und das Wissen um Ursache, Entstehung und Verlauf von Krankheiten ist ebenfalls oberstes Gebot. Auch mit der Dosierung, den möglichen Nebenwirkungen und der Giftigkeit von Heilstoffen aus der Natur muß ich mich auskennen.

Das Arbeitsgebiet einer Kräuterhexe ist damit allerdings noch lange nicht ausreichend beschrieben. Ein großes Gebiet ist die ausführliche und individuelle Beratung. In zwei Kräuterhexenläden, die täglich geöffnet sind, wird nicht nur verkauft, sondern fachkundig bedient. Hinzu kommt die Bewirtschaftung zweier Kräutergärten mit allem, was an Pflege dazugehört. Das Sammeln von Wildkräutern und die Verarbeitung der geernteten Pflanzen wird das ganze Jahr über gepflegt. Das Ansetzen von Elixieren, Essigen und Ölen – flaschenweise, versteht sich –, die Herstellung von Cremes, Potpourris, Gewürzmischungen und das Nähen von Duftkissen wird häufig auf die Abend- und Nachtstunden verlegt. Da der Tag auch für eine Kräuterhexe nur vierundzwanzig Stunden hat, bin ich leider nicht in der Lage, auch andere Geschäfte, wie zum Beispiel Teeläden, mit meinen Produkten zu beliefern oder gar einen Großhandel aufzumachen. Ich erwähne das deshalb, weil sich die Anfragen in dieser Richtung häufen.

Kräuterwanderungen und -seminare,

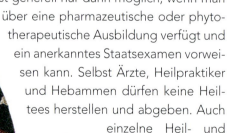

# VORWORT

Lesungen und damit verbundene Reisen, Rundfunk- und Fernsehtermine finden das ganze Jahr über statt. Recherchieren und Bücher schreiben, Fototermine für die Illustrationen – alles nimmt einen nicht unerheblichen Anteil meiner Zeit in Anspruch. Familie und Haushalt erfordern ebenfalls meine Aufmerksamkeit und wollen gepflegt sein.

Was wäre eine Kräuterhexe unserer Tage ohne Innovationen? Neue Geschenkideen zu entwickeln und den dafür erforderlichen Wareneinkauf zu tätigen, sind wichtige Bestandteile meiner Arbeit. Denn, was der Kunde für sich selbst als gut empfindet und kennengelernt hat, will er natürlich weiterempfehlen und gegebenenfalls verschenken, gerade bei Dingen, die nicht alltäglich sind und individuell zusammengestellt werden können.

„Mein Kräuterhexenwissen" gibt einen Einblick in das ganze Wirkungsspektrum meines Berufes. Das nun vorliegende Buch habe ich unter dem besonderen Aspekt „Gesundheit – Krankheit" geschrieben und wie ich als Kräuterhexe mit diesen Themen umgehe. Daß es sich hierbei nicht um ein gewöhnliches Gesundheitsbuch handeln kann, ist selbstverständlich. Davon gibt es bereits jede Menge. Ich wollte auch keine wissenschaftliche Abhandlung über die Anatomie des Menschen, den gesunden und kranken Zustand eines Körpers und dessen Behandlung aus ärztlicher Sicht verfassen. Dies steht mir als schulmedizinischem Laien nicht zu, und ich werde mich auch niemals erdreisten, eine Diagnose oder einen Therapievorschlag im Falle einer Erkrankung abzugeben. Dieses Buch soll vielmehr eine Hilfe für jedermann sein, gleichgültig ob mit oder ohne akademische Bildung, mit den Gebrechen des Alltags einmal unter völlig anderen Aspekten umzugehen.

Besonderes Augenmerk habe ich im ersten Teil darauf gelegt, Alternativen aufzuzeigen, um die Gesundheit zu erhalten bzw. krankheitsauslösende Faktoren zu benennen. Erst im zweiten Teil sind die häufigsten Krankheiten und deren mögliche Behandlung beschrieben. Daß es sich hierbei um ein ganz spezielles Kräuterhexenbuch handelt, werden Sie daran erkennen, daß ich sehr viele persönliche Erfahrungen und Gedanken mit eingebracht habe. Denn, wie bereits erwähnt, auch Kräuterhexen sind nur Menschen. Lassen Sie sich überraschen!

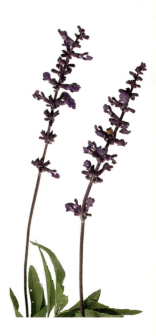

Dank sagen möchte ich an dieser Stelle auch meinen „Leibärzten", Herrn Dr. Peter Ritzhaupt und Frau Dr. Astrid Rasch, für ihre Unterstützung und Befürwortung meines doch etwas eigenartigen Berufes sowie für die Aufmunterungen, weiterzumachen, wenn ich mich auch ab und zu mit einem „Hänger" in ihren Praxen einfinde.

Mein Dank gilt auch meinem ehemaligen Chef, Herrn Apotheker Jochen Dickemann aus Rastatt, dem ich den pharmazeutischen „Tiefgang" zu verdanken habe und daß ich mich zu Rastatts bestem „Salbenrührer" entwickeln konnte.

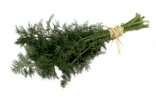

Ein ganz besonderes Dankeschön gilt meinen fleißigen „Unterhexen", ohne die eine „Oberhexe" mit diesem Aufgabenspektrum nun beim besten Willen nicht mehr auskommt. Sie haben es mir ermöglicht, meinen vielen Verpflichtungen mit der Gewißheit nachkommen zu können, daß ich – und vor allem während dieses Buch entstand – „würdig" bei meinen Interessenten und Kunden vertreten wurde.

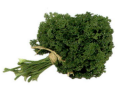

Herzlichen und lieben Dank meiner jetzt zwölfjährigen Tochter Lydia, die wieder einmal über viele Wochen hinweg mit einer „Schreibtischmutter" leben mußte.

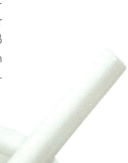

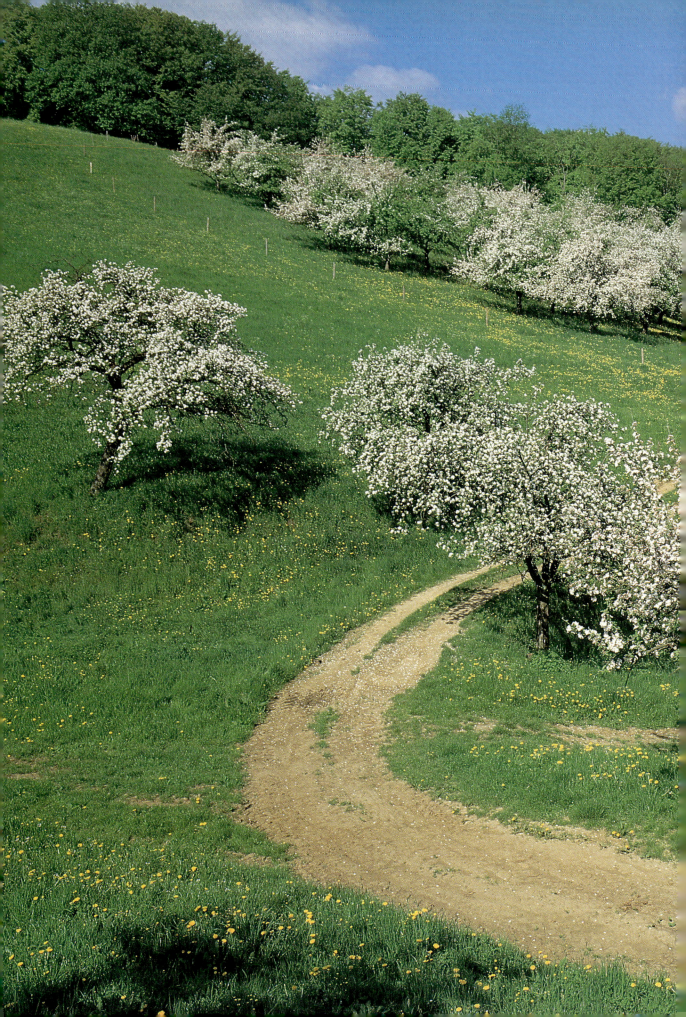

# Gesunde Lebenseinstellung

Der größte gemeinsame Wunsch der Menschen ist sicherlich der, gesund zu sein. Die vielen Probleme des Lebens sind in einem gesunden Zustand besser zu bewältigen. Gesund zu sein bedeutet Lebensfreude, Leistungsfähigkeit, gutes Aussehen und Vitalität.

Wir sind heute in der glücklichen Lage, aufgrund umfangreicher wissenschaftlicher Forschungsarbeiten und den Ergebnissen daraus, die Ursachen von vielen Krankheiten zu kennen. Demzufolge ist es möglich, schon vorbeugend dafür Sorge zu treffen, daß es zu manchen Erkrankungen überhaupt nicht kommen muß.

## Allgemeines

Früher wurde eine Krankheit als das Werk von bösen Geistern und Dämonen angesehen, die es wiederum zu bekämpfen galt. Ich habe bei meinen Kräuterstudien sehr viel über diesen täglichen Kampf gegen die Naturgeister erfahren. Der Ausbruch einer Krankheit bedeutete großes Unheil, denn die medizinischen Möglichkeiten waren noch sehr bescheiden. Wer krank wurde, mußte sich auf einen langen Heilungsprozeß einstellen. Heute haben wir zwar andere Mittel und Methoden zur Verfügung, oberstes Ziel ist es aber dennoch, überhaupt nicht krank zu werden.

Ich habe nun auf den folgenden Seiten eine Reihe von Ansatzpunkten aufgeführt wie es im täglichen Leben möglich ist, vorbeugend seine Gesundheit zu erhalten oder eventuell sogar wiederherzustellen. Dies ist mit einer gesunden Lebenseinstellung und dem Erkennen von krankmachenden Ursachen einfacher, als es einem im Moment vielleicht vorkommt.

Schon sehr früh wurden Speisen speziell zusammengestellt, um Krankheiten zu heilen oder aber zu lindern, es war demnach eine der ersten Formen der Naturheilkunde. Heute kennen wir die Zusammenhänge von Nährstoffen aus der Nahrung und deren Wirkung. Daher ist es möglich, spezielle Diäten bei entsprechenden Krankheiten zusammenzustellen, die in vielen Fällen sogar die einzige medizinische Maßnahme zur Wiederherstellung der Gesundheit sein können. Falsche und ungesunde Ernährung kann aber auch oft Ursache für den Ausbruch einer Krankheit sein.

*Schafe sind „Kräuterfeinschmecker"; sie suchen sich ihr Futter ganz gezielt aus.*

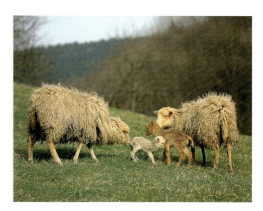

## Gesunde Ernährung

In alten Kräuterbüchern, die sich nicht nur auf die Beschreibung von Aussehen, Familie, Art und Wuchsform von Pflanzen beschränken, sondern auch die medizinische Wirkung und Anwendung mit einbeziehen, befinden sich oft auch Seiten, mit ausführlichen Kochrezepten für die Zubereitung von Speisen im Krankheitsfall. Ein solches Buch könnte man nach modernen Gesichtspunkten schon als Gesundheitsbuch ansehen. Kräuter und Mineralien waren die ersten „Arzneien", deren Wirkung man aufgrund exakter Beobachtung und Erfahrung kannte. Genau so lange war die Medizin aus der Küche bekannt.

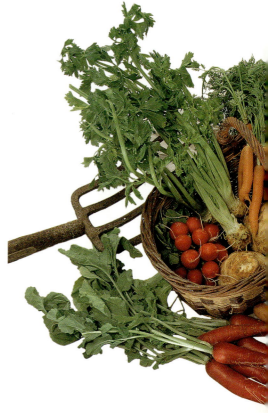

# Wieso müssen wir überhaupt essen?

Bereits am ersten Tag unseres Lebens nehmen wir Nahrung auf. Diese Tatsache ist für die meisten von uns ein völlig normaler und unspektakulärer Vorgang, über den wir uns meistens auch keine Gedanken machen. Es sei denn, dieser Vorgang wird durch irgendwelche Störfaktoren beeinflußt. Der subjektiv am schlimmsten empfundene Störfaktor, der meiner Meinung nach eintreten kann, ist der, daß es plötzlich nicht mehr möglich ist, Nahrung aufzunehmen. Die Ursachen hierfür können sehr verschieden sein, Krankheiten oder organische Probleme, wie z.B. eine Zahnbehandlung, können durchaus Ursachen für eine beeinträchtigte oder gar unmögliche Nahrungsaufnahme sein. Am schlimmsten trifft es uns aber, wenn für unseren knurrenden Magen überhaupt keine Speisen zur Verfügung stehen. Dann leiden wir an Körper und Seele. Der eine früher, der andere später, je nach Konstitution, und spätestens dann stellt sich von selbst die Frage: „Warum muß ein Mensch (Tier) Nahrung zu sich nehmen?"

Ich bin der Meinung, diese Frage sollte zuerst beantwortet werden, bevor wir uns über die

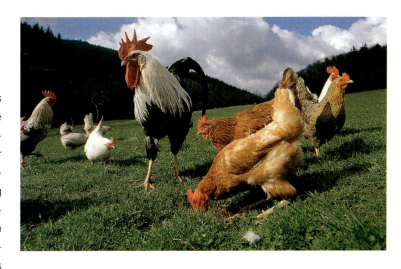

*S*o leben glückliche Hühner.

gesunde oder ungesunde Ernährung unterhalten. Die einfachste und direkteste Antwort lautet: „Weil er die in den Speisen enthaltenen Nährstoffe braucht, um am Leben zu bleiben."

Nahrung dient zum einen dem Aufbau und der Erhaltung des Körpers und zum zweiten der Lieferung von Energie, denn ein Teil der Nährstoffe wird zur Deckung des Energiebedarfs eines Menschen „verbrannt". Der Mensch braucht zum Leben, d.h. zur Aufrechterhaltung seiner Körperfunktionen, Energie. Diese Energie entsteht aus der Verdauung von Nährstoffen aus der Nahrung. Ein großer Teil der Nährstoffe wird allerdings auch zum Aufbau des Körpers generell benötigt. Eine ganze Reihe von Diäten basieren auf diesen Erkenntnissen.

Auch eine Kräuterhexe wie ich muß nicht nur die von mir verwendeten Kräuter und deren Wirkung kennen, sondern auch genaue Kenntnisse darüber besitzen, was mit der Aufnahme von Nahrung alles richtig oder falsch gemacht werden kann, denn die falsche Ernährung ist sehr oft die Ursache für Krankheiten. Ich möchte deswegen in das kleine Einmaleins der Ernährung einführen, ohne Sie jedoch mit den komplizierten chemischen Formeln der Nährstoffe, Kalorientabellen und ähnlichem zu belästigen.

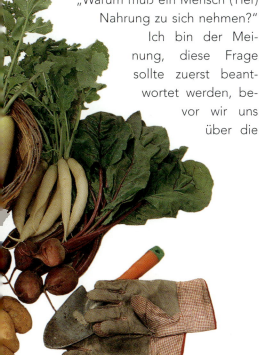

*G*emüse, frisch aus dem Garten

## Was sind Nährstoffe?

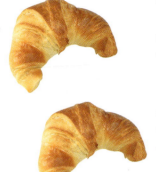

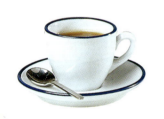

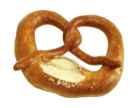

Ein praktisches Beispiel: Sie haben Hunger, ein unangenehmes Gefühl, das bereits ein Neugeborenes kennt. Um diesen Zustand zu beseitigen, brauchen wir eine Versorgung in Form von Nahrungsmitteln. Diese Nahrungsmittel können sehr unterschiedlich sein, z.B. pflanzlich wie Getreide, Obst und Gemüse oder tierischen Ursprungs wie Fleisch, Fisch, Milch und Eier. Hier stellt sich nun die Frage, wieso können wir uns überhaupt von so unterschiedlichen Dingen ernähren? Nun, wir brauchen die Nährstoffe. Das sind chemische Substanzen, die in Nahrungsmitteln enthalten sind und aus denen der Organismus körpereigene Stoffe bilden kann. Nährstoffe sind: Kohlenhydrate, Fette, fettähnliche Stoffe, Eiweiß, Mineralstoffe, Wasser und Vitamine.

Gehen wir nun einmal davon aus, daß wir uns gewisse Nährstoffe in Form einer Speise zugeführt haben. „Speisen" nennt man übrigens alle zubereiteten Nahrungsmittel, das sollte einmal erwähnt werden.

Tausende von Kochbüchern befassen sich mit der Zubereitung von Speisen, aber immer handelt es sich um dieselben Nährstoffe.

Es gibt aber auch Unverdauliches, man nennt das Ballaststoffe. Diese sollten allerdings nicht als solche empfunden werden, denn jede Nahrungsaufnahme muß ihren Weg und ihren Abschluß durch eine geregelte Darmpassage finden. Dabei helfen die Ballaststoffe, indem sie die Bewegungen des Darmes für den Weitertransport der bereits verdauten Nahrungsmittelrückstände aufrechterhalten. Eine Störung der Darmperistaltik – so nennt man das auf medizinisch – heißt im täglichen Gebrauch „Verstopfung".

Wer einmal darunter gelitten hat, weiß, wie quälend solch ein Zustand sein kann. Von der schädlichen Gasbildung und der möglichen langsamen Vergiftung ganz zu schweigen. Das Gegenteil, genannt „Durchfall", ist allerdings genauso unangenehm. Wir sollten schon deshalb auf eine geregelte Verdauung achten. Dies ist übrigens in den meisten Fällen durch ein entsprechendes Verhalten bei der Nahrungszusammenstellung zu erreichen. Wenig bekannt ist die Tatsache, daß über die Darmwände ein Teil unserer Nahrungsinhaltsstoffe dem Körper zugeführt werden.

Mit einer „Wanderung" durch die Verdauungsorgane, die da heißen: Mund, Speiseröhre, Magen, Pförtner, Zwölffingerdarm, Bauchspeicheldrüse, Leber, Gallenblase, Dünndarm, Dickdarm und Mastdarm, möchte ich diese Einführung in das Thema Ernährung und Verdauung abschließen.

Ich denke, es ist für jedermann einleuchtend, daß dieses ausgeklügelte System in unserem Organismus unter normalen Bedingungen vegetativ und ohne Störungen abläuft. Leider ist die Störanfälligkeit sehr hoch, wenn auch nur ein Teil der „Anlage" ausfällt. Dies kann schon durch einen Diätfehler ausgelöst werden.

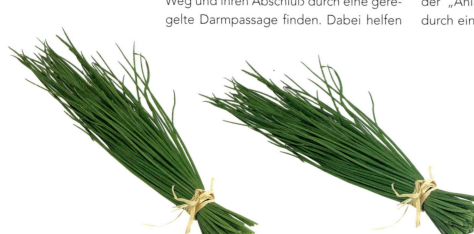
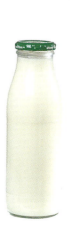

## Was sind Nährstoffe? 13

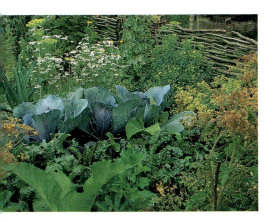

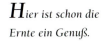

## Was ist gesund oder nicht?

Was ist gesund oder nicht? Eine gute Frage wie ich meine, wenn sie auch noch so banal klingt. Wir Menschen sind „Allesfresser". Dieser nicht gerade schmeichelhafte Begriff gibt uns eine wichtige Information darüber, was für uns gesund ist. Eine ausgewogene Mischung aus pflanzlichen und tierischen Nahrungsmitteln, eben von allem etwas. Normalerweise ist dann der Ballaststoffanteil ebenfalls ausreichend.

Das klingt einfach, aber aus eigener Erfahrung weiß ich, daß es bei weitem nicht so ist, denn wie wäre es sonst möglich, daß so viele Menschen an ernährungsbedingten Krankheiten leiden? Zu solchen Krankheiten gehören z.B. Gicht oder Herz-Kreislauf-Probleme. Zunächst wäre zu klären, was sich hinter dem Begriff „ausgewogen" verbirgt. Hier habe ich für Sie ein Beispiel für die Ernährung über einen Tag zusammengestellt:

*Morgens:* 3 Tassen Kaffee gesüßt mit je zwei Teelöffel Zucker und einem Schuß Sahne, 2 Scheiben Weißbrot mit Butter und Marmelade oder Nougatcreme bestrichen. Zusätzlich ein Frühstücksei Größe L salzgewürzt; wer möchte, kann dann noch ein Schälchen Obstsalat aus der Dose genießen.

*Mittagessen:* Eine fette Hühnersuppe mit Einlage. Ein großes Schnitzel, durchwachsen und paniert, dazu reichlich Kartoffelsalat mit Sahne oder Mayonnaise angemacht. Als Dessert ein Eisbecher mit Sahne.

*Nachmittags:* Kaffee mit Zucker und Sahne dazu Cremetorte oder Schwarzwälder Kirschtorte oder beides.

*Abendessen:* Eine Flasche Bier, mindestens eine Makrele, eine Dose Ölsardinen, einen Räucheraal oder einen halben Ring Fleischwurst mit Sahnemeerrettich, dazu reichlich Brot und Butter. Anschließend 1 bis 2 Doppelkorn zur Verdauung.

Als Fernsehverpflegung *für den restlichen Abend:* Kartoffelchips.

Wenn es Ihnen jetzt nach dieser Lektüre etwas übel ist oder Sie Zweifel an der Ernsthaftigkeit meines Vorschlags hegen, so liegen Sie durchaus richtig. So lernt man nach Art der Kräuterhexe. Es ist natürlich ein Horrorbeispiel für nicht ausgewogene und auf Dauer krankmachende Ernährung. Auf diese Art fällt es jedoch leichter, die Grundlagen einer gesunden Ernährung zu erkennen und anzuwenden.

*H*ier ist schon die Ernte ein Genuß.

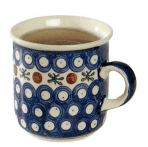

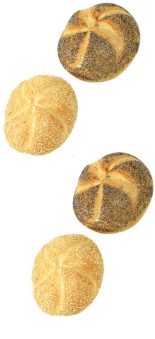

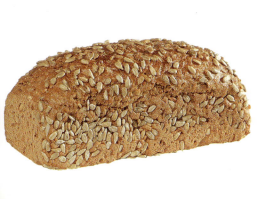

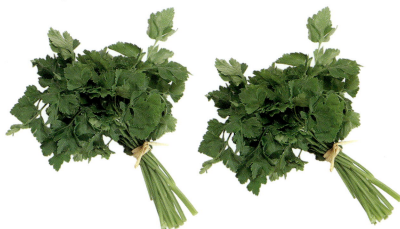

# 14 Gesunde Lebenseinstellung

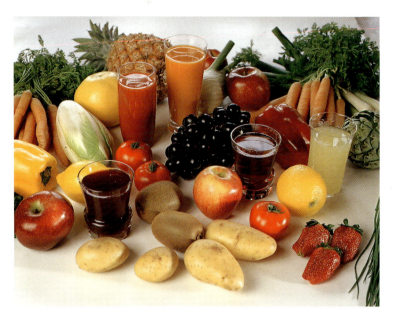

*Obst- und Gemüsesäfte sind lecker und vitaminreich.*

*Lustige Teigmänner, die besonders gut schmecken.*

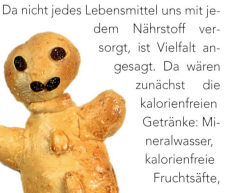

## Getränke, Kohlenhydrate, Gemüse, Obst, Salat

Die Nährstoffarten, die unser Organismus lebensnotwendig braucht, habe ich bereits erwähnt. Um eine möglichst ausgeglichene Versorgung zu erreichen, empfiehlt es sich, den täglichen Speiseplan so zu gestalten, daß wir von allem etwas, aber zum richtigen Zeitpunkt, nicht zu viel, nicht zu schnell, nicht zu oft und nicht das Falsche essen, so wie es in meinem Kräuterhexen-Horrorbeispiel deutlich erkennbar ist.

Da nicht jedes Lebensmittel uns mit jedem Nährstoff versorgt, ist Vielfalt angesagt. Da wären zunächst die kalorienfreien Getränke: Mineralwasser, kalorienfreie Fruchtsäfte, als Genußmittel Kaffee und Schwarztee ohne Milch und Zucker und natürlich Kräuter- und Früchtetees. Diese schmackhaft zu gestalten, ist für eine Kräuterhexe Ehrensache. Ich selbst trinke am liebsten frisches Quellwasser, um mein Flüssigkeitsdefizit auszugleichen. Mir geht es nämlich wie vielen Frauen, die aus irgendwelchen Gründen kein oder nur wenig Durstgefühle empfinden und daher viel zu wenig trinken. Es hat zur Folge, daß die Endprodukte des Stoffwechsels und andere Schadstoffe nicht genügend über die Nieren mit dem Harn ausgeschieden werden. Das ist aber lebensnotwendig, um einer langsamen „Vergiftung" vorzubeugen. Suchen Sie deshalb unbedingt nach Ihrem Lieblingsgetränk und stellen Sie genügend davon bereit! Alkohol sollte dieses Getränk aber nicht beinhalten (auch das gibt es!).

Nachdem wir nun die Getränkefrage gelöst haben, sollten wir an die benötigten Kohlenhydrate denken. Unser Energiebedarf sollte durch diese Gruppe bis zu 60% beliefert werden. Der Rest wird durch Milch, Milchprodukte, Fleisch, Fisch, Eier, Hülsenfrüchte, Fette und Öle ergänzt. Gesunde Kohlenhydratlieferanten sind: Getreide, Getreideprodukte und Kartoffeln. Die heißgeliebten Spaghetti gehören genauso dazu, wie Reis, Brot, Müsli, Pizza und Co. Es gibt sehr leckere Rezepte für diese Art von Lebensmitteln, wobei es mir an dieser Stelle als sehr wichtig erscheint, zu erwähnen, daß ich die Verwendung von Halbfertig- oder Fertigprodukten aus Tüten und Dosen schon wieder als ungesund bezeichnen möchte.

Die Begründung dazu liegt in der fabrikmäßigen Herstellung solcher Speisen. Sie essen dann z.B. nicht nur Kartoffeln, sondern gleichzeitig Fette, Gewürze, Salz, Geschmacksverstärker, Stabilisatoren und Emulgatoren. Man spricht in diesem Fall auch von denaturierten Nahrungsmitteln.

## Getränke, Kohlenhydrate und Co. 15

Dabei ist es weder kompliziert noch zeitaufwendig, einen Topf voll Pellkartoffeln zu kochen.

Eine „Begegnung der ungemütlichen Art" hatte ich in diesem Zusammenhang mit einem sehr traditionsbewußten Koch. Er hat die Zeichen der Zeit erkannt, und seine Restaurantküche voll auf unverfälschte, frische Produkte aus heimischem Anbau und artgerechter Tierhaltung ausgerichtet. Er teilte mir voller Stolz mit, daß man ihn aufgrund dieser Tatsache beauftragt hätte, „Geschmacksschulung" in den Schulklassen der Umgebung durchzuführen. Die Schüler sollen wieder den Urgeschmack von Obst, Gemüse, Fleisch, Käse usw. erlernen, denn man hatte festgestellt, daß unsere Jugend manchmal nur noch einheitsgewürzte „Designerfood"-Produkte beschreiben konnten. Finden Sie diese Entwicklung nicht auch „ungemütlich"?

Doch zurück zu unserer gesunden Nahrungszusammensetzung. Da wäre nun das gesunde Gemüse an der Reihe, wobei ich auch Salate, Pilze und Gemüsesäfte zu dieser Lebensmittelgruppe zähle. Fettarm, wenig Kohlenhydrate aber ballaststoffreich und voller essentieller Vitamine und Mineralstoffe. Essentiell heißt übrigens lebenswichtig!

Für viele Menschen ist Gemüseessen jedoch ein Greuel, weil bei der Zubereitung oft viel falsch gemacht wird. Gemüse schmeckt nach nichts, oder ist bitter, es ist zu weich oder zu hart. Diese und andere Argumente werden als Begründung vorgebracht, warum man einen Bogen um diese Art Nahrung macht. Und überhaupt, Kohl und Rüben stinken im ganzen Haus! Nun ja, es gibt bei der Gemüsezubereitung tatsächlich ein paar Tips und Tricks, die man kennen sollte, um diesen Argumenten „den Wind aus den Segeln zu nehmen".

Ich, als Kräuterhexe, bin z.B. Gemüse-

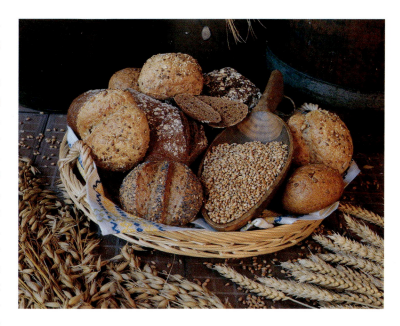

fan, und das nicht zuletzt deshalb, weil meine Mutter eine exzellente Gemüseköchin war.

Es gibt aber auch ganz schlaue unter uns, die das schlechte Gemüsegewissen mit der Bemerkung beruhigen „Gemüse und Salat mag ich nicht, aber ich esse dafür viel Obst". Ja, aber das ist leider nicht das gleiche!

Obst ist sicherlich auch ein gesundes Lebensmittel, denn es enthält Vitamine, Kohlenhydrate in Form von Zucker, Mineralstoffe und es ist ballaststoffreich. Aber – im Vergleich zu Gemüse – in wesentlich geringeren Mengen. Damit ist klar, nur Obst anstatt Gemüse, ist nicht zu empfehlen, aber umgekehrt funktioniert es.

*U*nser *täglich Brot aus bestem Schrot und Korn.*

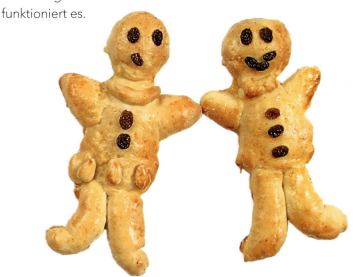

## Zucker, Fleisch, Fisch, Eier

An dieser Stelle möchte ich mich auch gleich mit dem Thema Zucker befassen. Alle Süßigkeiten, auch Honig und zuckerhaltige Getränke sind reine Energielieferanten mit einem geringen Nährstoffanteil, man nennt das auch „leere Kalorien".

Bei einer ausgewogenen Ernährung sind wir auf solche „Extras" nicht angewiesen, denn unser Organismus bildet sie selbst. Ich möchte meinen Hexenzeigefinger jedoch nicht zu sehr erheben.

Liebe Schleckermäuler, wenn Ihr euch mit Maß und Ziel eurem Genuß hingebt, so ist das sicherlich kein Schaden. Ansonsten werdet Ihr es spätestens mit Sodbrennen und auf der Waage büßen müssen.

Auch zum Thema „Zucker" gibt es einige Ausnahmen, die meines Erachtens wichtig sind, sie zu erwähnen.

Wie es Menschen gibt, die eine Veranlagung dazu haben, an Blutzucker zu erkranken, gibt es auch solche, die zu sogenanntem „Unterzucker" neigen. Dieser macht sich bemerkbar, indem man Konzentrationsschwierigkeiten, Kopfschmerzen, Sehstörungen und Übelkeit verspürt. In solch einem Fall ist es natürlich lebensnotwendig immer ein Stück Traubenzucker mit sich zu führen, um dem Gehirn diese dann dringend benötigte Nahrung zuzuführen. Es ist dieselbe bedrohliche Situation für unsere Gesundheit, wie sie bei einem Diabetiker vorkommen kann, wenn die verabreichte Insulindosis zu hoch ist. Schlimmstenfalls „dreht man durch" oder wird ohnmächtig.

Ich gehöre selbst zu diesen Unterzuckerkandidaten, was sich allerdings erst bei einem Zuckerbelastungstest herausgestellt hat. Daher weiß ich, von was ich rede, und ich schäme mich auch nicht zuzugeben, daß mir in solch einer Situation der geistigen Leere schon oft eine Flasche Cola weitergeholfen hat. In diesem Fall tatsächlich als Medizin! Und um dem ganzen Geständnis noch die Krone aufzusetzen, ab und zu essen auch Kräuterhexen einen Doppelt- und Dreifach-Burger mit Mayonnaise und Ketchup. So nun, nach dem das raus ist, wende ich mich wieder gesünderen Dingen zu. Es fehlen in unserem Speiseplan noch Milch, Fleisch, Fisch und Eier. Hierbei handelt es sich um wertvolle und lebenswichtige Eiweißlieferanten und – nicht zu vergessen – um Lieferanten für Kalzium, Vitamin $B_{12}$, $B_2$ und Vitamin A. Das sind ebenfalls essentielle Nährstoffe. Vegetarier sollten daher auf keinen Fall auf Milch oder Milchprodukte verzichten, denn nur dadurch kann z.B. der Bedarf an Vitamin $B_{12}$ gedeckt werden.

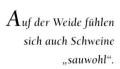

*Auf der Weide fühlen sich auch Schweine „sauwohl".*

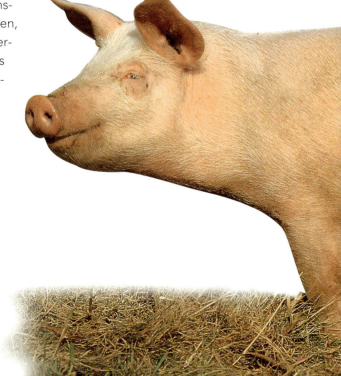

## ZUCKER, FLEISCH, FISCH, EIER 17

Wir anderen bekommen diesen Anteil auch aus Fleisch, Fisch und Eiern geliefert und jede Menge Energie, aber auch Cholesterin und Purine (Harnsäure), was nun wieder weniger gesund ist. Deshalb sollten die Mengen dieser Lebensmittel gering gehalten werden. Es reichen tatsächlich 100 Gramm am Tag! Auch hier kommt es wieder auf die Zubereitung an. Eine Scheibe mageres Fleisch oder Fisch kann genauso gut schmecken wie 300 Gramm von einem fetten Fleischklops. Um satt zu werden, gibt es eben entsprechend mehr kalorienarme Beilagen.

Das klingt in der Theorie sehr schön und einfach, aber das tägliche Leben sieht meistens anders aus. Das weiß ich ebenfalls aus eigener Erfahrung. Dort ein Kantinenessen, da eine Einladung zum Festmahl oder Geschäftsessen, ja man hat es schon schwer mit der gesunden Lebensweise. Lassen Sie den Kopf nicht hängen! Es gibt genügend „Alltage" oder das Wochenende, um solche Belastungen in der Ernährung wieder auszugleichen. Gemüsetage, Reistage, Salattage ...

Hier noch ein Wort der Kräuterhexe an die Herren unter meinen Lesern:

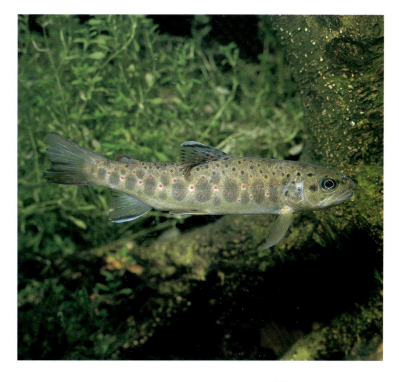

*Forellen leben nur in klaren Gewässern.*

„Meine Herren, ich garantiere Ihnen ein Weiterleben auch ohne die tägliche Fleischration, die Ihrer Meinung nach unbedingt notwendig ist, um leistungsfähig zu sein und zu bleiben." Ich sage dies deshalb so direkt, da ich bei meinen Beratungsgesprächen die Erfahrung gemacht habe, daß das Fleischproblem ein überwiegend männliches ist. Viele Ehefrauen haben mir ihr Leid hinsichtlich der Nahrungsumstellung auf weniger Fleisch und Wurst geklagt, und zwar in der Art und Weise, daß der gichtgeplagte Gatte zwar um sein Krankheitsbild und dessen Ursachen Bescheid weiß, aber auf keinen Fall auf ein „anständiges Essen" verzichten möchte. Nun dann weiterhin guten Appetit, aber kein Wehklagen mehr!

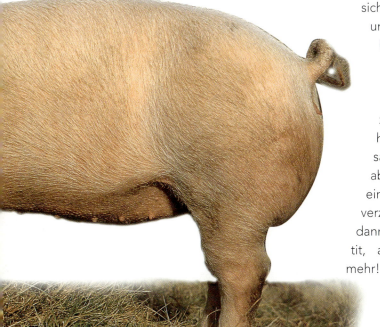

# Gesunde Lebenseinstellung

## Fette, Öle

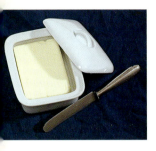

*Was könnte aus dieser Butter werden?*

In unserem gesunden Speiseplan fehlt jetzt noch etwas ganz Verpöntes und in seiner Achtung fast auf den Nullpunkt Gesunkenes. Ich meine damit Fette und Öle. Aber auch sie gehören zu den lebenswichtigen Dingen, ob wir das nun wollen oder nicht. Nur durch die Verwendung dieser Nahrungsgruppe ist es möglich, fettlösliche Vitamine (A + E) und mehrfach ungesättigte Fettsäuren, die wir für unseren Zellaufbau benötigen, unserem Organismus zuzuführen.

Metzger haben übrigens eine völlig logische und nicht widerlegbare Begründung für den Verzehr von Fett: Fett gibt Geschmack! Das mag für tierische Fette zutreffen, dafür sind sie arm an essentiellen Fettsäuren und reich an Cholesterin, was sich bei entsprechend hohem Konsum für unsere Gesundheit nicht gerade als nützlich erweist.

Ich möchte Ihnen nun um Himmels willen nicht Ihr Schnitzel, Ihre Bratwurst, Ihren Braten und sonstige Metzgereiprodukte madig machen, sondern einfach nur die Tatsache klarmachen, daß es auch, oder gerade besonders bei der Verwendung von Fetthaltigem auf die Menge ankommt, ob es gesund oder ungesund ist. Deswegen sollten wir nun unser Augenmerk auf die pflanzlichen Öle richten. Diese Öle besitzen einen hohen Anteil ungesättigter Fettsäuren mit Ausnahme von Olivenöl und Kokosfett. Das hochgepriesene Olivenöl hat also auch einen Haken. Dafür sind die pflanzlichen Öle weitgehend cholesterinpurinfrei und daher besonders für die Diät bei Herz-Kreislauferkrankungen und Gicht zu empfehlen.

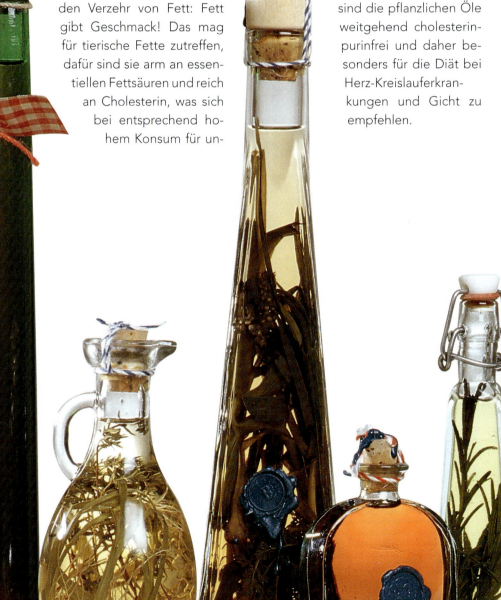

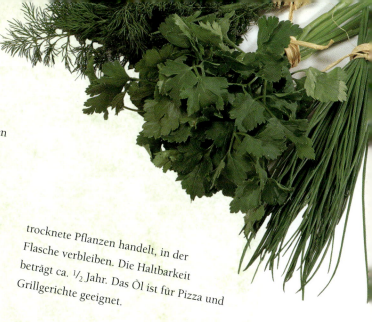

## KRÄUTERBUTTER

Je ein Teelöffel von kleingehackten oder pürierten Kräutern, wie beispielsweise Pimpinelle, wilder Schnittlauch, Petersilie, Basilikum, Kresse, Feldsalat, Kerbel, ein Hauch Korianderpulver, drei Lavendelblätter und zwei zerdrückte Knoblauchzehen werden mit 250 g weicher Butter und zwei Spritzern Zitronensaft mit einer Gabel vermischt, bis die Butter gleichmäßig aussieht. Danach gibt man die Masse in eine Keramikschüssel und läßt sie im Kühlschrank ca. eine Stunde fest werden. Mit einem Eßlöffel kleine Portionen abstechen und auf Eiswürfeln servieren. Kräuterbutter kann auch eingefroren werden.

## PIKANTES KRÄUTERÖL

Je ein Teelöffel getrocknetes Kraut von Thymian, Rosmarin, Oregano, Bohnenkraut und Senfsaat sowie bunter Pfeffer und eine Chilyschote. In eine Flasche mit einem halben Liter Fassungsvermögen füllen und mit kaltgepreßtem Sonnenblumenöl oder Olivenöl auffüllen. Zehn Tage im Hellen stehen lassen, dabei einmal täglich gut aufschütteln. Danach können die Kräuter abgeseiht werden – oder aber, weil es sich um getrocknete Pflanzen handelt, in der Flasche verbleiben. Die Haltbarkeit beträgt ca. ½ Jahr. Das Öl ist für Pizza und Grillgerichte geeignet.

## WÜRZIGES KRÄUTERÖL

Ein Eßlöffel roter Pfeffer leicht angestoßen, drei Eßlöffel kleingeschnittener, frischer, aber trockener Bärlauch (alternativ eine Knoblauchzehe, leicht geröstet, und zwei Eßlöffel frische Schnittlauchröllchen), zwei Zweige frischen französischen Estragons (nicht waschen!) und ein Eßlöffel frische, kleingeschnittene Basilikumblätter in eine Flasche geben und mit ¼ Liter Olivenöl auffüllen. **Wichtig:** Alle Kräuter müssen vom Öl bedeckt sein! Zehn Tage im Hellen stehen lassen und einmal täglich den Deckel kurz öffnen, damit eventuell gebildete Bläschen entweichen können. Nach den zehn Tagen sauber abfiltrieren und dunkel lagern. Dieses Würzöl ist für alle Salate geeignet, die Haltbarkeit beträgt ca. ½ Jahr.

*Frische Kräuter. Wie wäre es mit Kräuterbutter?*

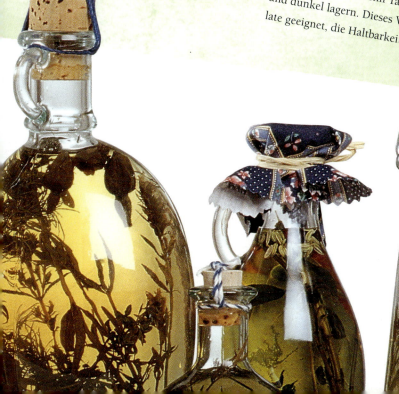

*Kräuteressige und Kräuteröle sind würzig und dekorativ, besonders wenn sie aus der Kräuterhexenküche stammen.*

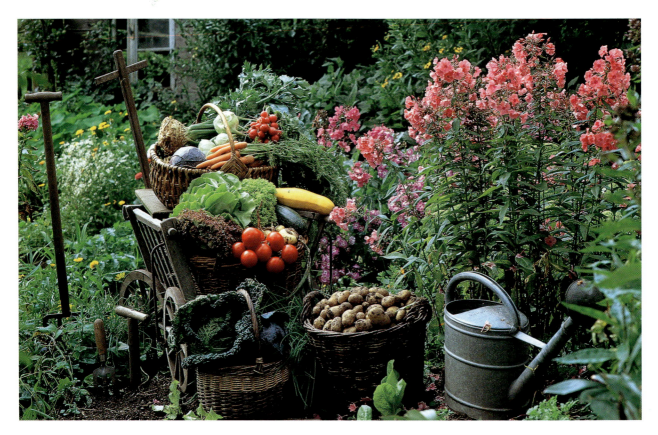

## Zusammensetzung der Mahlzeiten

*Eine äußerst gesunde und wohlschmeckende Wagenladung.*

Jetzt kennen wir alle Bestandteile, die wir für eine gesunde Ernährung brauchen: Getränke (kalorienfreie), Getreide, Kartoffeln, Gemüse, Salate, Obst, Milch, Fleisch, Fisch, Eier, Fette und Öle und so gut wie keinen Zucker. Es würde den Rahmen dieses Buches sprengen, wenn ich nun mit Kalorientabellen, prozentualen Anteilen der einzelnen Lebensmittel pro Tag und Mahlzeit, Nährstofftabellen und einer exakten Aufstellung der Inhaltsstoffe sowie der chemischen Verbindung von ungesättigten Fettsäuren anfinge. Es gibt sehr gute Bücher für all diejenigen unter Ihnen, die die Geheimnisse der Ernährungslehre und die Diätetik ergründen möchten.

Ich möchte Ihnen hier lediglich einige Tips geben, wie Speisen nicht nur gesund, sondern auch wohlschmeckend und abwechslungsreich sein können.

Für viele Menschen bedeutet im Zusammenhang mit Essen und Trinken der Begriff „gesund" schlicht geschmack- und genußlos. Diese geistige Hemmschwelle muß erst einmal überwunden werden, um sich mit den unendlich vielen Möglichkeiten von gutem und gesundem Essen zu befassen. Es macht keinen Sinn, wenn wir es lästig und unbequem finden, unsere Ernährungsgewohnheiten zu überdenken und vielleicht neu zu gestalten. In meinem Hexenladen werde ich oft gefragt, wie die empfohlene Teemischung wohl schmeckt, gesund oder gut? Verblüffenderweise sowohl als auch! Kräuterhexen beherrschen die Kunst, einen Tee so zu mischen, daß er gut schmeckt und seine Heilkräfte dennoch wirksam sind.

Ähnlich verhält es sich bei der Zusammenstellung und Zubereitung von Spei-

## Zusammensetzung der Mahlzeiten

sen. Eine gute Köchin kennt wohl deren gesundheitlichen Nutzen, aber auch die Tatsache, daß das Auge mitißt, und den alten Spruch von der Liebe, die bekanntlich auch durch den Magen geht. Ein Teller Kräuterquark und Pellkartoffeln, dekoriert mit Tomatenscheiben, Kapuzinerkresseblüten oder Gänseblümchen ist gesund und hat bei weitem nichts mit den Äußerlichkeiten der Schonkost eines Frischoperierten gemeinsam. Ich glaube, Sie wissen was ich meine ...

Für mich als Gemüsefan gibt es z.B. nichts Delikateres als die Gemüsevorspeisen und Salatteller in etwas anspruchsvolleren, italienischen Restaurants. Die mediterrane Küchenkunst kennt die richtige Zubereitung, damit das ganze auch noch gesund ist und man sich selbst nach einer Pizzaorgie nicht „überladen" fühlt. Zarte Fleischstücke, in einem zarten Pflanzenöl gebraten oder im eigenen Saft geschmort, haben ebenso ihre gesundheitlichen und geschmacklichen Vorzüge, und auch ein frischer Früchteteller als Dessert büßt nichts an Sinnenfreudigem ein.

Eine Tatsache sollte aber auch nicht vergessen werden; manche Speisen brauchen aufgrund ihrer Bestandteile länger, um unseren Verdauungstrakt zu passieren. Deswegen ist es nicht sinnvoll, solche am Abend zu essen. Sie liegen dann sprichwörtlich im Magen und können uns während unserer wohlverdienten Ruhephase, in der übrigens auch der Kreislauf „auf Sparflamme" arbeitet, erhebliche Probleme machen. Diese äußern sich in Form von Völlegefühl, Einschlafproblemen oder Sodbrennen.

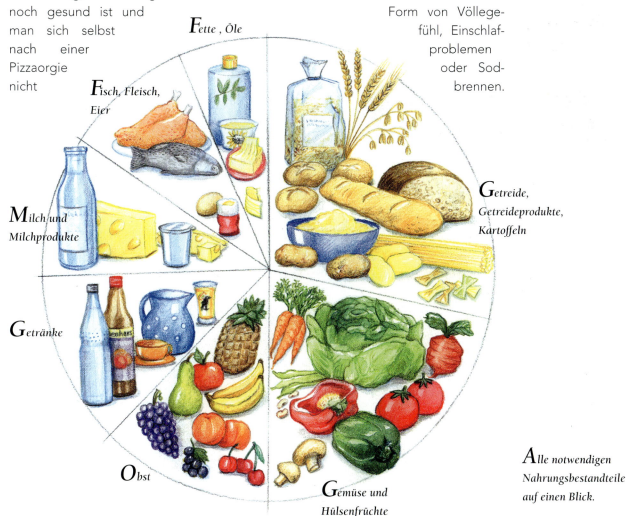

*Alle notwendigen Nahrungsbestandteile auf einen Blick.*

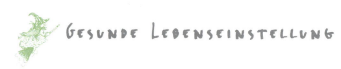
## GESUNDE LEBENSEINSTELLUNG

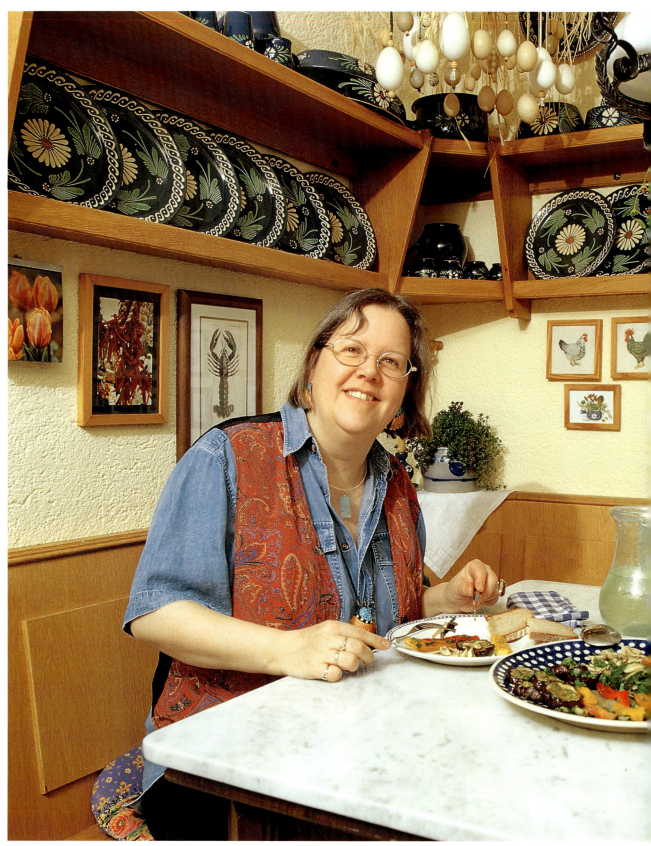

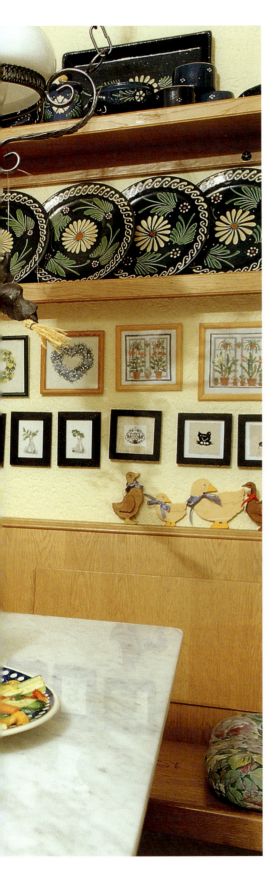

Rohkostsalate, manche Obstsorten, deftige Braten oder gehaltvolle Nudelgerichte gehören zu dieser schwerverdaulichen Abteilung. Fischgerichte, die unseren Organismus mit dem wichtigen Mineralstoff Jod versorgen, sind leicht und können auch abends noch gut verdaut werden. Ich meine damit natürlich nicht Räucherlachs, Aal, Heilbutt und sonstige Fettfische. Gesunde Ernährung im täglichen Leben bedeutet demnach: Von jedem etwas, d.h. **täglich:** Getränke wie Tees, Saft oder Mineralwasser, Brot, Nudeln, Kartoffeln oder Reis, viel Gemüse, Obst und Salat, verschiedene Milchprodukte, wenig Fleisch, Fisch, Wurst und Eier, generell wenig Fett, keine denaturierten Lebensmittel und möglichst alles absolut frisch.

Frische Lebensmittel schmecken nicht nur besser, sie haben auch noch alle wichtigen Nährstoffe in ausreichender Menge in sich. Jedes Wässern oder „langes totkochen" führt ebenfalls dazu, daß unsere Speisen an Wert verlieren. Gemüse, Salat und Obst sollten möglichst aus Freilandkultur stammen, da Glashausanbau hohe Nitratgehalte zur Folge haben kann, die wiederum unserer Gesundheit nicht zuträglich sind.

Kaufen Sie Ihre Lebensmittel am besten in kleinen Mengen ein, damit sie rasch verbraucht werden.

## Vollwertkost, Diäten und sonstige „Sonderfälle"

Für uns ist es wichtig zu wissen, daß es zwei verschiedene Sorten Lebensmittel gibt: günstige und weniger günstige für eine gesunde Ernährung. Günstig sind z.B. Vollkorngetreide und dessen Produkte, Naturreis und Kartoffeln mit Schale gegart.

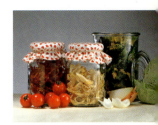

*Gesunde Vorratshaltung durch schonende Konservierungsmethoden*

*Hier sehen Sie mich mit einer meiner Lieblingsspeisen: mariniertes Gemüse auf italienische Art.*

GESUNDE LEBENSEINSTELLUNG

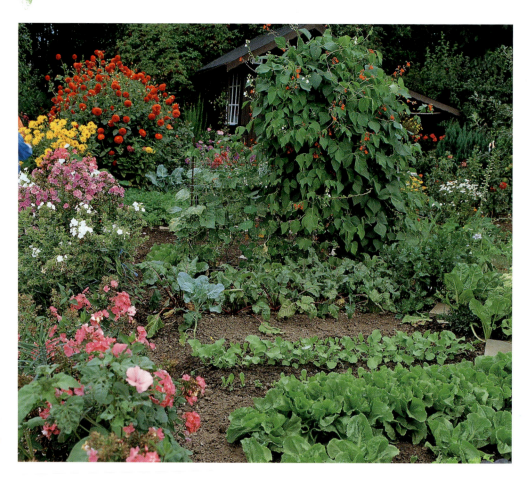

*Auch im Gemüsegarten kann man es wunderschön „bunt treiben".*

Der Grund liegt darin, daß alle für uns wertvollen Bestandteile noch vorhanden sind und nicht abgetrennt wurden, wie z.B. die Randschichten der Körner bei den sogenannten Weißmehlen. Nichts gegen Weißbrot und Brötchen, aber Vollkornbrot ist eben gesünder, und unser Organismus hat bei der gleichen Menge Energie länger daran zu arbeiten, um es zu verdauen. Es müssen von einer Scheibe Vollkornbrot mehr Nährstoffe und Ballaststoffe herausgezogen und weitertransportiert werden als bei einer Scheibe Weißbrot. Das bedeutet wiederum, daß wir länger satt sind. So einfach ist das.

Vollwertiges Gemüse ist frisch und aus jahreszeitlichem Angebot, ebenso Obst und Salate. Total ungesund ist übrigens Obst aus Konserven und das ganze noch gezuckert.

Bei den Milchprodukten sollten wir auf reine Milch, Käse und Sauermilcherzeugnisse achten. Fleisch, Fisch und Eier sind durchaus für eine vollwertige Ernährung geeignet, wenn wenig davon verzehrt wird und sie aus artgerechter Haltung stammten. Ich erwähne das aus einem ganz bestimmten Grund. Es gibt nämlich eine ganze Reihe Verfechter der Vollwertküche, für die es fast das Ende der Welt bedeutet, in dieser Küche Fleisch oder Fisch zu verwenden, und diejenigen, die es trotzdem tun, mit Verachtung strafen. Von der Intoleranz den Mitmenschen gegenüber einmal abgesehen, hat dieses Verhalten letztendlich dazu geführt, daß der Begriff Vollwertkost und dessen Umsetzung in vielen Küchen nicht stattfindet. Also genau das Gegenteil von dem, was so mancher Gesundheitsapostel gerne sehen würde.

## STERNENFELSER WEINBERGSALAT

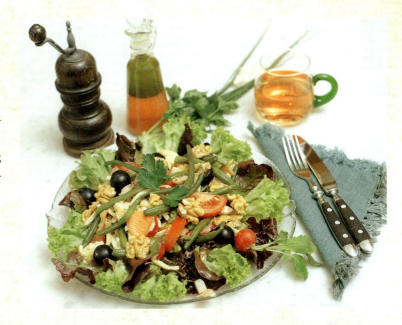

Zutaten: 250 g gegrilltes Hähnchenfleisch, eine Zwiebel, ein Bund Radieschen, 100 g Edamer Käse, je 100 g blaue und weiße Weintrauben, 100 g grüne Bohnen, $1/2$ Blattsalat, zwei Tomaten, 100 g Walnußhälften, vier Zwiebelchen vom Weinberglauch (oder ersatzweise eine Knoblauchzehe)
Salatsauce: 100 ml Sonnenblumen- oder Olivenöl, 50 ml weißen Weinessig, $1/8$ l Rot- oder Roséwein (Sternenfelser König „Schiller"), vier Eßlöffel Traubensaft, Salz, frisch gemahlener Pfeffer, eine Prise Zucker, ein Bund gemischte Gartenkräuter mit Estragon
Zubereitung: Die Trauben halbieren und entkernen. Die Bohnen putzen und in Salzwasser zehn Minuten garen. Alle anderen Salatzutaten kleinschneiden und mit Ausnahme des Blattsalates in eine Schüssel geben. Das Ganze mit der abgeschmeckten Salatsauce übergießen, vorsichtig unterheben und im Kühlschrank ca. 30 Minuten ziehen lassen.
Kurz vor dem Servieren hebt man den kleingezupften Blattsalat unter.

*Weinbergsalat: Weintrauben und Walnüsse dürfen in diesem Salat nicht fehlen.*

## KARTOFFELGRATIN FÜR LYDIA

Zutaten: Vier rohe Kartoffeln (festkochend), Butter für die Form, $1/2$ Becher süße Sahne, ein Ei, etwas Kräutersalz, Pfeffer, fünf Blätter Bärlauch (oder ein Bund Schnittlauch), Kräuterbutterflöckchen (siehe dazu das Rezept von Seite 19)
Zubereitung: Die Kartoffeln schälen und in Scheiben hobeln.
Eine passende Auflaufform mit Butter ausstreichen, die Kartoffelscheiben in zwei Schichten legen, dazwischen mit dem Kräutersalz und dem Pfeffer bestreuen.
Die Sahne mit dem Ei verquirlen und die kleingehackten oder gewiegten Bärlauchblätter unterheben.
Die Masse über die Kartoffelscheiben gießen und diese dabei etwas anheben, damit sich das Sahne-Ei-Gemisch gleichmäßig verteilt.
Die Kräuterbutterflöckchen oben aufsetzten und das Ganze im vorgeheizten Backofen bei 200 °C ca. 30 Minuten backen.

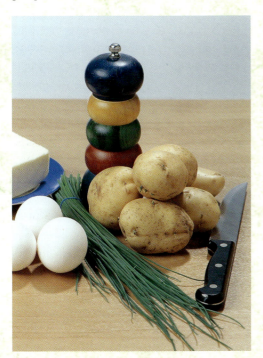

*Verschiedene Zutaten des Kartoffelgratins.*

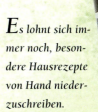

*Es lohnt sich immer noch, besondere Hausrezepte von Hand niederzuschreiben.*

## KRÄUTER-GEMÜSE-REIS
(für die Körner-Kur geeignet)

Zutaten: Eine Tasse Naturreis, zwei Tassen Wasser, zwei Frühlingszwiebeln, eine Paprikaschote, eine Stange Lauch, vier bis fünf Champignons, etwas Butter, 1/8 Liter Gemüsebrühe, Meersalz, zwei Eßlöffel Schnittlauchröllchen, 1/2 Bund Rukola, zwei Liebstöckelblätter

Zubereitung: Die Frühlingszwiebeln in Röllchen schneiden und mit zwei Eßlöffeln Olivenöl in einem Topf andünsten. Den gewaschenen Reis dazugeben, kurz anrösten, mit dem Wasser aufgießen und 20Minuten zugedeckt köcheln lassen. In der Zwischenzeit die gewaschene Paprikaschote in Streifen schneiden, den gründlich gesäuberten Lauch in Röllchen schneiden und die abgezogenen Champignons in Scheiben schneiden. Butter erhitzen und das Gemüse kurz darin andünsten und mit der Gemüsebrühe ablöschen. Fünf Minuten garen lassen und das Ganze unter den fertigen Reis mischen. Die Ruckola- und Liebstöckelblätter hacken und zusammen mit den Schnittlauchröllchen über den fertigen Gemüsereis streuen.

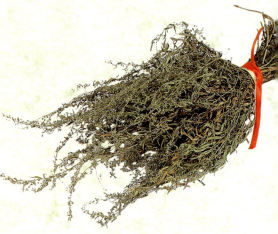

## KRAUT- UND RÜBENKUCHEN
(pikant)

Teig: 250 g Mehl (1/2 Dinkel, 1/2 Weizenvollkorn), 15 g Hefe, 1/8 Liter Wasser, 1/2 Eßlöffel Kräutersalz, drei Eßlöffel Olivenöl

Hefe zerbröckeln und zusammen mit einer Prise Zucker in eine halbe Tasse Wasser einrühren. In den vorgewärmten und abgeschalteten Backofen (50 °C) stellen, bis sich Blasen bilden.

Das Mehl mit dem Kräutersalz vermischen und in eine Schüssel geben, in die Mitte eine Mulde drücken und das Hefe-Wasser-Gemisch hineingießen. Mit dem restlichen Wasser und dem Öl zu einem glatten Teig rühren, mit Mehl bestreuen und im abgeschalteten Backofen gehen lassen, bis sich das Volumen verdoppelt hat. Nochmals durchkneten, ausrollen und eine mit Backpapier ausgelegte Kuchenform damit auskleiden. Einen Rand hochziehen und nochmals kurz gehenlassen.

Belag: Zehn blanchierte Weißkraut- oder Chinakohlblätter, zwei halbierte abgezogene Tomaten, vier gekochte und in Scheiben geschnittene Karotten, vier Scheiben Frühstücksspeck und eine große gewürfelte und goldgelb gedünstete Zwiebel werden auf dem Teigboden verteilt. Ein Becher süße Sahne mit einem Ei verquirlen, je 1/2 Teelöffel Oregano, Bohnenkraut, Basilikum und Thymian hineinrühren und auf der Gemüsemas-

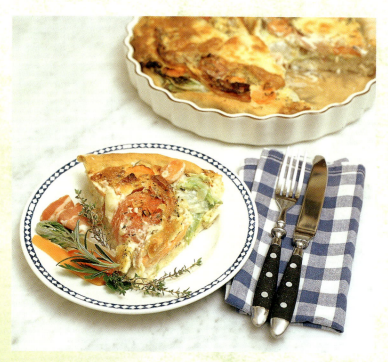

*Kraut- und Rübenkuchen: Kräuter, Kraut und Rüben schmecken auch als Kuchen lecker.*

# REZEPTE 27

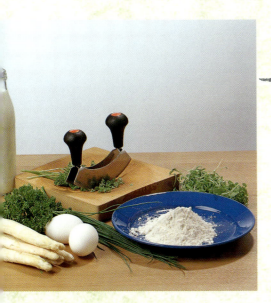

## FISCHFILET MIT KRÄUTERSOSSE

Zutaten: Drei Fischfilets (Kabeljau, Dorsch oder Rotbarsch), eine Zitrone, ein Bund Lauchzwiebeln, ein Bund frischer Dill oder französischer Estragon, Salz, Mehl, Butterschmalz, $1/2$ l Gemüsebrühe, ein Becher Crème fraîche
Zubereitung: Die Fischfilets abwaschen, trocken tupfen, mit Zitronensaft beträufeln, stehen lassen. Die Lauchzwiebeln in Ringe schneiden, Dill- oder Estragonblättchen abzupfen und eventuell etwas kleinschneiden. Die Fischstücke salzen und mit Mehl bestäuben. Butterschmalz in einer Pfanne erhitzen und den Fisch darin anbraten (ca. zwei Minuten von jeder Seite), aus der Pfanne nehmen und die Lauchzwiebel im Bratfett ausdünsten. Mit der Brühe und der Crème fraîche ablöschen.
Den Fisch und die frischen Kräuter dazugeben und in der geschlossenen Pfanne 15 Minuten garen. Die Soße schließlich mit Salz und Pfeffer abschmecken.

*Kräuterpfannkuchen mit Spargel: Spargel und frisch zubereitete Pfannkuchen sind mit Petersilie, Schnittlauch und Kresse eine ganz besondere Delikatesse.*

*Zitrone, Dill und Estragon – die geradezu klassische Würze für Fischgerichte.*

se verteilen. Mit in Scheiben geschnittenem Mozarella-Käse bedecken und im vorgeheizten Backofen bei 200 °C ca. 40 Minuten backen.

## GABYS KRÄUTER-PFANNKUCHEN

Zutaten: zwei Tassen Dinkelmehl, zwei Eier, $1/2$ Liter Milch, ein Bund Bärlauch, ein Bund Petersilie, 50 g Kresse, ein Pfund Spargel, Kräuterbutter, 100 g Frühstücksspeck in kleinen Würfeln, sechs Eßlöffel Olivenöl zum Ausbacken
Zubereitung: Aus dem Mehl, den Eiern und der Milch einen flüssigen Pfannkuchenteig rühren. Eventuell noch etwas Mineralwasser dazugeben. Bärlauch (Schnittlauch) und Petersilie mit dem Wiegemesser kleinschneiden und unter den Teig rühren. In wenig heißem Öl dünne Pfannkuchen ausbacken, mit den Speckwürfeln bestreuen und einmal umgeschlagen auf einer Platte warm stellen. Die Spargel in Salz-Zucker-Wasser garkochen, abgießen und in der geschmolzenen Kräuterbutter schwenken. Die Kresse darüberstreuen und mit den Pfannkuchen servieren.

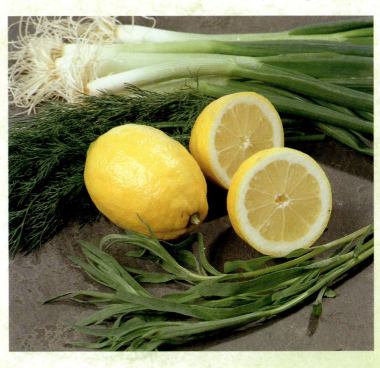

# Gesunde Lebenseinstellung

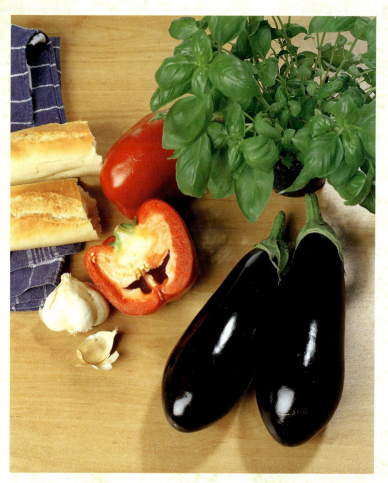

*Paprika, Auberginen und Basilikum wecken Urlaubsgefühle.*

## Paprikapaste

Zwei Paprikaschoten flach auf dem Backblech auslegen und grillen, bis sich schwarze Blasen bilden. Mit einem kalten, feuchten Tuch abdecken und abkühlen lassen. Die Haut abziehen, das Fruchtfleisch kleinschneiden, mit einer abgezogenen Tomate und zwei Knoblauchzehen in Öl ausdünsten und mit Salz und einem Schuß Essig einkochen lassen, bis die Flüssigkeit verdunstet ist. Abkühlen lassen und mit etwas Olivenöl zu einer Paste verrühren.

## Basilikumpesto

Ein Bund Basilikum und eine Knoblauchzehe im Mixer mit einer Prise Salz, reichlich Olivenöl und geriebenem Parmesankäse zu einer Paste verrühren.

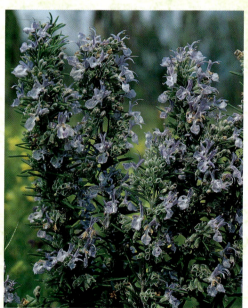

## GEGRILLTE AUBERGINEN MIT PAPRIKAPASTE UND BASILIKUMPESTO

*Rosmarin – würzig und verdauungsfördernd.*

Die Auberginen waschen und in ca. 1 cm dicke Scheiben schneiden. Auslegen und mit Salz bestreuen. Den entstehenden braunen Saft abspülen und trocken tupfen. Von beiden Seiten mit Olivenöl einpinseln und jede Seite fünf Minuten unter dem Grill bräunen. Beim Wenden eventuell noch einmal mit einigen Tropfen Öl bestreichen. Die Auberginenscheiben auf einer Platte anrichten und mit Paprikapaste oder Basilikumpesto bestreichen. Dazu frisches Brot reichen.

## HÄHNCHENKEULEN MIT BASILIKUM UND ROSMARIN

Zutaten: vier Hähnchenkeulen, Salz, Pfeffer, Rosmarinblätter, Olivenöl, eine Schalotte, $1/4$ Liter Weißwein, $1/2$ Becher süße Sahne, ein Bund Basilikum oder gemischte Gartenkräuter

Zubereitung: Die Hähnchenkeulen abwaschen

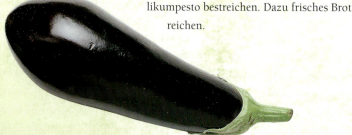

# REZEPTE 29

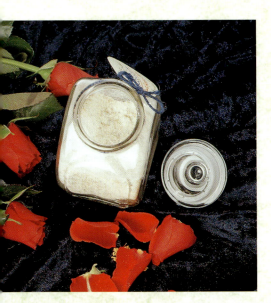

100 g Zucker im Mixer mahlen. Je nach Geschmack kann auch etwas Vanillezucker ergänzt werden. Mit diesem duftenden Zuckergemisch steifgeschlagene Sahne süßen.
**Kompott:** 500 g frische Früchte, der Jahreszeit entsprechend, waschen, kleinschneiden oder unzerteilt (nur bei kleinen Früchten) mit dem Sirup in einen Topf geben und 15 Minuten simmern lassen. Die Früchte sollten weich sein. Danach in Glasschalen portionieren und etwas abkühlen lassen. Vor dem Servieren mit der steifgeschlagenen Rosenzucker-Sahne dekorieren.

*Rosenzucker ist etwas Besonderes für Schleckermäuler.*

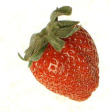

## MINZE-SALBEI-ERDBEERBOWLE
(alkoholfrei)

Eine Tasse abgezupfte Minzeblätter, zehn Salbeiblätter und eine Tasse halbierte frische Erdbeeren mit einem Liter Apfelsaft übergießen und über Nacht zugedeckt stehen lassen. Am nächsten Tag abseihen und in eine 1 Liter-Saftflasche abfüllen. Saftgläser zur Hälfte mit diesem Auszug füllen und mit Mineralwasser auffüllen. Mit frischen Minzeblättern servieren.

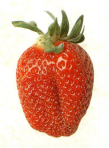

und trockentupfen. Mit einem Zahnstocher die Geflügelhaut einstechen und mit den Rosmarinnadeln spicken. Zwei Eßlöffel Olivenöl mit Salz und Pfeffer verrühren und die Keulen damit einpinseln. Die Fleischstücke von jeder Seite ca. 10 Minuten grillen, bis der Fleischsaft klar austritt. In der Zwischenzeit in einer Pfanne die in Ringe geschnittene Schalotte in wenig Öl goldgelb dünsten. Mit dem Wein ablöschen. Einmal aufkochen lassen und die Pfanne beiseite stellen, dann die Sahne einrühren. Die Pfanne zurück auf den Herd stellen, das Fleisch und die feingewiegten Kräuter dazugeben. Alles zusammen noch einmal fünf Minuten simmern lassen, jedoch nicht mehr aufkochen.

## FRÜCHTEKOMPOTT MIT DUFTGERANIENSIRUP UND ROSENZUCKERSAHNE

**Mittlerer Sirup für Kompott:** 500 g Zucker und 65 cl Wasser sowie vier Duftgeranienblätter bei 100 °C ein bis zwei Minuten kochen.
**Rosenzucker:** Die Blütenblätter von zwei stark duftenden Rosenblüten (auch von Edelrosen) abzupfen, nicht waschen, fein wiegen und mit

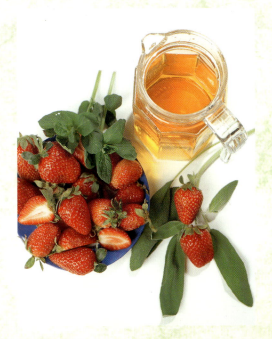

*Erdbeerbowle: frische Minze- und Salbeiblättchen würzen, die Erdbeeren ergeben ein feines Aroma.*

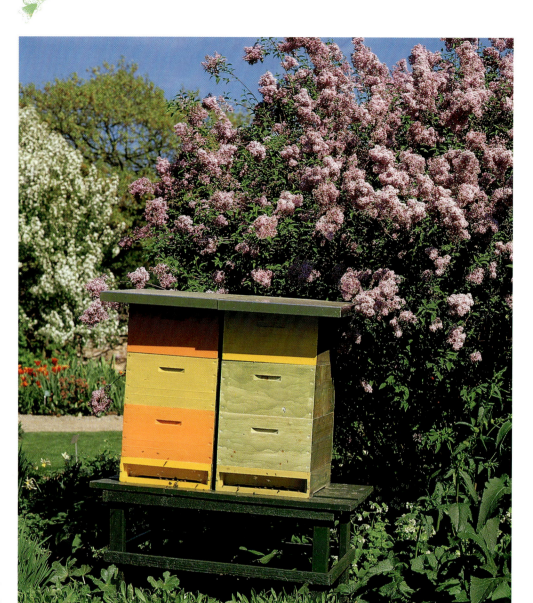

*Jede Menge Bienenfutter*

## Honig

Gesüßt wird in der Vollwertküche mit Honig. Und das ist auch gut so, denn wenn schon süß, dann so gesund wie möglich. Das wußte man offensichtlich schon vor zehntausend Jahren. Aus jener Zeit stammen die ersten Zeichnungen, auf denen Menschen aus Bienenstöcken Honig sammeln. Honig war in den frühen Kulturen nicht nur Nahrungsmittel, sondern wurde auch zu magischen und rituellen Zwecken genommen. Sehr früh erkannte man auch seine medizinischen Eigenschaften. Honig wirkt antiseptisch und antibiotisch. Bei den Griechen war Honig ein Elixier für ewige Jugend und Schönheit, bei den Römern glaubte man an seine magische Wirkung in der Art, daß Poesie und Beredsamkeit geschenkt werden. Hindu-Nonnen mußten ohne Honig leben, denn ihm wurden aphrodisierende Eigenschaften nachgesagt. In Europa wurde Honig zu Met verarbeitet, als alkoholisches Zeremoniengetränk, germanische Stämme verzehrten in der Nacht der Wintersonnenwende Honigkuchen, um Energie zu bekommen, den harten Winter zu überstehen. Jetzt wissen Sie auch, wo Ihre Weihnachtsplätzchen ihren Ursprung haben. Unser „neudeutscher" Begriff „Honeymoon" geht auf zwei Bedeutungen zurück. Erstens ist die Klarheit von Honig Symbol für Liebe und Weisheit, und zweitens war es Brauch, daß ein jung verheiratetes Paar einen Mondmonat lang nach der Hochzeit Met – also Honigwein – trank, um verschiedenes zu erreichen ...

Doch zurück zum Honig in unserer Ernährung. Honig wird vom Körper schnell aufgenommen, aber weniger schnell verbrannt, d.h. wie schon beim Vollkornbrot erwähnt, wir sind länger satt, als wenn wir die gleiche Menge Weißzucker verwenden würden. Honig eignet sich deshalb auch als Süßungsmittel zur Gewichtsreduzierung, aber auch hier gilt „in Maßen"!

An dieser Stelle fällt mir spontan ein Gespräch mit einer meiner „Unterhexen" ein. Unterhexe ist übrigens keine Herabstufung, sondern der von mir liebevoll gebrauchte Begriff für meine hochgeschätzten Mitarbeiterinnen, ohne die eine „Oberhexe" wie ich nun einmal nicht mehr auskommen würde. In diesem Gespräch, es handelte sich irgendwie um Hunger, erklärte sie mir voller Freude, daß sie ohne ihre fünf Honigbrote zum Frühstück nicht leben könnte. Ich habe etwas irritiert dreingeschaut. Wenn ich nun jedoch, nachdem ich in Sachen Honig recherchiert habe, die magischen Energien von Honig betrachte, die da heißen: Reinigung, Gesundheit, Liebe, Sex, Glück und Zufriedenheit, Spiritualität, Weisheit und Gewichtsreduzierung, so sollte ich mir die Sache mit den fünf Honigbroten doch noch einmal ganz gründlich überlegen. Zehntausend Jahre sind schließlich nicht wegzudiskutieren!

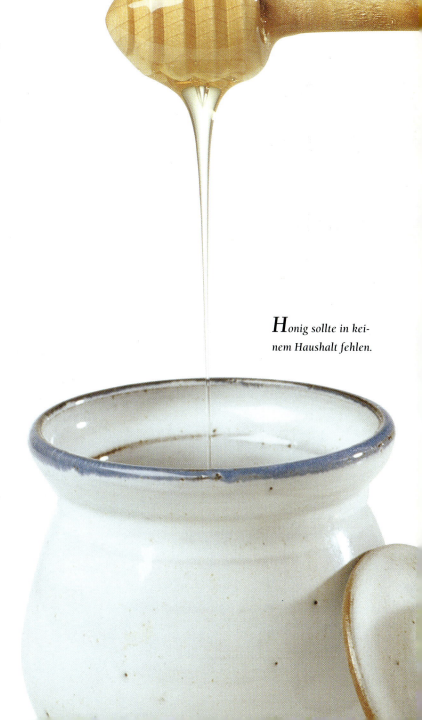

*Honig sollte in keinem Haushalt fehlen.*

# 32 GESUNDE LEBENSEINSTELLUNG

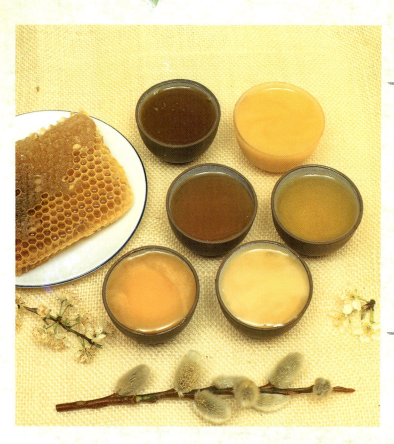

*Je nach Blütenangebot fällt auch der Honig unterschiedlich in Farbe und Konsistenz aus.*

## LÖWENZAHNLIKÖR MIT AKAZIENHONIG

Von 30 Löwenzahnblüten die gelben Blütenblätter abzupfen und mit 500 ml Obstwasser in eine Flasche füllen. Zehn Tage im Hellen ziehen lassen und dabei mehrmals gut schütteln, danach abfiltrieren. Sechs Eßlöffel Akazienhonig dazugeben und nochmals fünf Tage stehen lassen. Vor Gebrauch schütteln. Dieser Likör gilt als Grundlage für Mixgetränke.

## LÄNDLICHE KRÄUTERKEKSE

240 g Dinkelmehl, 120 g Weizenvollkornschrot, 50 g Zucker, 2 TL Backpulver, 1 Prise Salz, 1 gehäufter EL getrocknetes Basilikum, 1/2 TL Lavendelblüten, 2 Eier – geschlagen, 180 g flüssiger Honig

Die Mehlsorten, Zucker, Backpulver, Salz und die Kräuter in eine Schüssel geben und gut vermischen. In die Mitte eine Mulde drücken und die Eier und den Honig hineingeben. Alle Zutaten

## DINKELWAFFELN MIT HONIG-ZIMT-SAHNE

125 g Fett, 25 g Rohrzucker, zwei Eier und ein Päckchen Vanillezucker schaumig schlagen. 250 g gesiebtes Dinkelmehl – vermischt mit einem Teelöffel Backpulver – werden dazugegeben und verrührt. Zum Schluß 1/4 Liter Milch einrühren und den Teig portionsweise im Herzwaffeleisen ausbacken.

100 ml flüssiger Honig (z.B. Akazienhonig) mit 50 ml süßer Sahne und einer gehäuften Messerspitze Zimtpulver verrühren. Die Waffeln mit dieser Mischung dünn bestreichen und jeweils zwei Herzstücke aufeinander legen. Mit einem Klecks steifgeschlagener Sahne und frischen Beeren servieren.

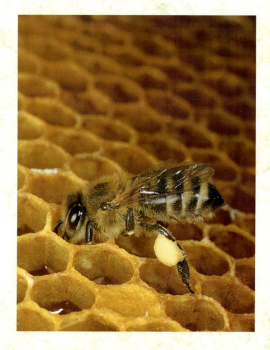

*Eine fleißige, vollbeladene Biene*

# Rezepte 33

verrühren und zu einem glatten Teig kneten. Ein Backblech mit Fett bestreichen und mit Mehl bestäuben. Den Teig löffelweise daraufgeben (dazwischen etwas Abstand lassen) und im vorgeheizten Backofen bei 180 °C 20 Minuten backen.

## MARONENKUGELN

1 kg Maronen, 150 g Honig, 175 g Puderzucker, 1 TL Zimtpulver

Die Maronen kreuzweise einschneiden, in kochendes Wasser geben und mindestens 20–25 Minuten kochen, bis die Schale aufplatzt. Abtropfen und abkühlen lassen, und die Schale mit einem scharfen Messer abziehen. Die Maronen im Mixer grob zerkleinern oder durch eine Kartoffelpresse drücken. Dann mit dem Honig zu einer glatten Masse verarbeiten und kleine Kugeln daraus formen. Den Puderzucker und den Zimt vermischen und auf einen flachen Teller verteilen. Die Maronenkugeln in dieser Mischung wälzen.

## SESAMKONFEKT

3 EL Rohrzucker, 175 g Sesamkörner, 3 EL Honig

Die Sesamkörner in einer Bratpfanne gleichmäßig verteilen und unter ständigem Rühren bei schwacher Hitze etwa 5 Minuten rösten, dann von der Kochstelle nehmen.
Den Honig und den Zucker in einem kleinen Topf vermischen und unter ständigem Rühren bei schwacher Hitze etwa 5 Minuten kochen, bis der Sirup dick wird. Die Sesamkörner hinzufügen und gründlich verrühren.
Einen Bogen Wachspapier auf ein Holzbrett legen und die Masse auf die Mitte des Papiers geben. Einen zweiten Bogen darauflegen und die Masse mit einem Nudelholz etwa 0,5 cm dick ausrollen. Das Wachspapier entfernen und die Masse in Quadrate schneiden. Die Stücke nach dem Erkalten auseinanderbrechen und in einer fest schließenden Dose aufbewahren.

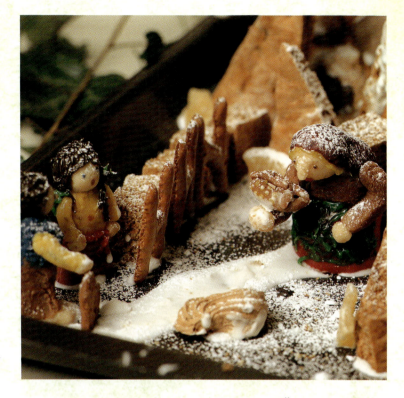

*Über ein Honigkuchen-Hexenhaus freut man sich in der Weihnachtszeit.*

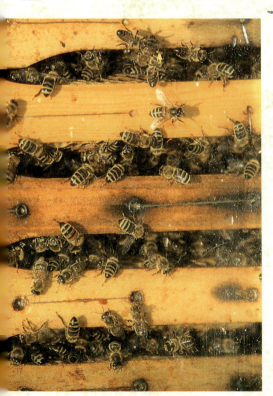

*Hier sind emsige Bienen am Werk.*

Gesunde Lebenseinstellung
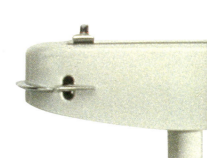

## Diäten

Der Begriff Diät war für mich seinerzeit als angehende PTA definiert in dem Satz: „Menschen, die nicht gesund sind, benötigen häufig eine gelenkte Kost. Sie kann eine wertvolle Hilfe, ja die entscheidende Bedingung zur Heilung von Krankheiten sein. In anderen Fällen, besonders bei chronischen Erkrankungen, vermag sie den noch vorhandenen Gesundheitszustand, das körperliche Wohlbefinden, oft

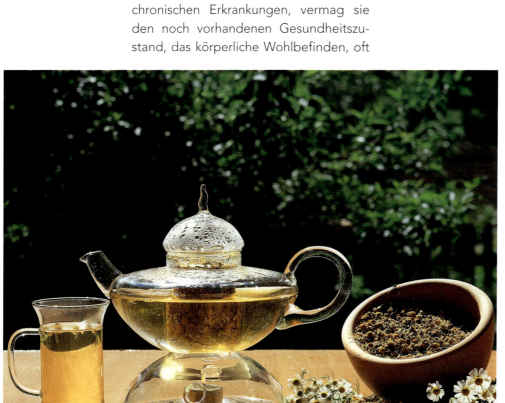

*Ein wohlschmeckender Tee ist bei jeder Diät erlaubt.*

auch die Arbeitsfähigkeit, die bei frei gewählter Normalkost früher oder später gestört sein würde, zu erhalten." So nachzulesen in „Einführung in die Ernährungslehre" von Dr. Ernst Kofrányi im Kapitel Diätetik.

Eine klare Sache wie ich meine, aber nicht unbedingt, um ein Titelblatt einer

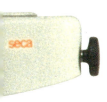

Zeitschrift zu zieren. Mit diesen Veröffentlichungen sollen auch nicht unbedingt kranke Menschen angesprochen werden, sondern in ihren eigenen Augen besonders gesunde, denen es über die Festtage sogar zu gut ging, was sich auf der Waage beweisen läßt. Empfohlen werden daher Diäten und Fastenkuren zur Gewichtsreduzierung.

Das ist sicherlich sinnvoll, wenn man mit seinen Pfunden unglücklich ist und sich an Silvester Besserung in diesem Bereich vorgenommen hat. Nur eines wird bei solchen guten Vorsätzen meistens nicht bedacht: Abnehmen beginnt im Kopf!

Nur wenn ich bereit bin, meine Eß- und Trinkgewohnheiten ehrlich zu überdenken, um Fehler auszuräumen und dieses auch wirklich in die Tat umzusetzen, lohnt es sich überhaupt damit anzufangen. Andernfalls ist das alles nicht durchzuhalten, und Enttäuschung und Frustration über den Mißerfolg sind vorprogrammiert.

Wenn Sie sich nun nach dem Lesen dieser ernsten Zeilen dennoch sicher sind es durchzustehen, werden Ihnen folgende Tips der Kräuterhexe vielleicht über manche „Klippe" helfen.

Zunächst sollten Sie sich einmal bei einer guten Tasse Kräutertee in einen bequemen Sessel zurücklehnen, denn Abnehmen kann nicht mit Streß beginnen. Bedenken Sie Ihre augenblickliche Verfassung, denn es gibt Zeiten, da darf man nicht fasten. Das ist dann der Fall, wenn Sie nervlich überbeansprucht sind oder schon länger an depressiven Verstimmungen leiden. Eine Schilddrüsenerkrankung sollte ebenso ausgeschlossen sein wie eine regelmäßige Einnahme notwendiger Medikamente. Eine Fastenkur würde hier zur Verschlimmerung der Lage führen. Ist dies alles nicht der Fall, so wäre der nächste Schritt zu überlegen, wie lange oder für wie viel habe ich vor zu fasten? Zwei Wochen oder 10 Kilogramm? Mein Vorschlag, setzen Sie sich eine zeitliche Grenze und nicht nach Gewicht, das ist leichter und gesünder. Was ist eine Woche Einschränkung im Vergleich zur Dauer meines Lebens? Oh Gott, wie lange wird das mit den 10 Kilogramm wohl dauern? Ich glaube, Sie erkennen die Grundhaltung dieser beiden Aussagen. Es kann nur positiv gelingen!

Wenn auch das geklärt ist, kann es losgehen. Meine höchstpersönliche Kräuterhexenkur ist eine Abwandlung der Körnerkur. Sie besteht aus Reis, Hirse, Gemüse, Joghurt, Wasser und Tee. Das hält man gut durch, und es entstehen keine Mangelerscheinungen. Ich darf nur meine Neigung zu Unterzucker nicht vergessen.

Aber egal, für welche Diät Sie sich entschieden haben, es ist und bleibt eine Reduzierung der Nahrungsaufnahme mit der unangenehmen Begleiterscheinung mit dem Namen Hunger! Den ersten Tag steht man noch ganz gut durch. Der zweite geht auch noch, das große Loch kommt am dritten Tag. Ein mit Kalorien überversorgter und verwöhnter Körper meldet sich vehement in Form von Hungergefühlen. Jetzt liegt es an Ihnen, ob Sie ihn in seine Schranken verweisen, oder ob er Sie besiegt. Ich würde es begrüßen, wenn ich Sie mit dem Lorbeerkranz des Siegers am

*Auf der Waage ist das Erfolgsergebnis einer Diät abzulesen.*

vierten Tag auszeichnen könnte. Das ist jetzt zwar symbolisch gemeint, aber es ist denkbar, daß Sie sich diesen Kranz selbst bereitlegen und tatsächlich aufsetzen. Warum nicht? Ehre, wem Ehre gebührt.

Ab dem vierten Tag wird's dann leichter. Das bohrende Hungergefühl läßt nach, weil sich Ihr Körper nun langsam an weniger gewöhnt. Es sind ja nur noch drei Tage, das halte ich auch noch durch. Diese Einstellung hilft als Psychotip weiter.

Nun noch ein Wort an diejenigen, die verloren haben. Es war wohl doch nicht richtig, und meine Pfunde ärgern mich noch nicht genug, daß ich deswegen hungere. Das ehrenvolle Geständnis einer Niederlage, die in diesem Moment schon keine mehr ist. Es gibt nicht nur Helden! Vorwürfe und ein schlechtes Gewissen sind dann aber auch nicht angebracht. Finden Sie sich damit ab und wagen Sie irgendwann einen Neuangriff.

*Reis und Hirse für die Diät auf Kräuterhexenart (siehe S. 38)*

Doch zurück zu den Kämpfenden. Es hilft, sich in diesen harten Tagen sehr viel vorzunehmen. Dinge, die immer schon erledigt werden sollten, Arbeiten, die schon lange geplant sind, aber immer wieder verschoben wurden, Hobbys, die schon lange ein Schattendasein führen, ein Besuch bei der Kosmetikerin, das alles sind Dinge, die von unserem körperlichen Mißempfinden ablenken. Eines ist absolut wichtig: „Nur was Spaß und Freude macht, lenkt echt ab. Ansonsten wird das Dilemma noch verschlimmert."

Sie haben es geschafft! Vielleicht konnten Sie auch eine erfreuliche Nebenwirkung feststellen, die sich in der Art äußert, daß Sie morgens frisch aus dem Bett hüpfen und den ganzen Tag eine gewisse Euphorie verspüren, die alles, was Sie anpacken, gelingen läßt. Das hat man davon, wenn man den eigenen „Schweinehund" besiegt. Nun gilt es weiterzumachen. Sie werden feststellen, mit wie wenig auf dem Teller Sie auf einmal satt werden. Das sollten Sie pflegen! Langsam können Sie wieder zu einer normalen Speisenfolge zurückkehren, aber weniger als vorher. Bei einer Vollwerternährung sind Sie schneller und länger satt. Und noch etwas. Sie dürfen sich jetzt auch einmal belohnen, wenn die Torte, der Eisbecher, der Pfannkuchen oder die Sahnesoße gar zu sehr verlocken. Wenn die Belohnung nicht zu hoch ausfällt, wird sie auf der Waage keine Spuren hinterlassen.

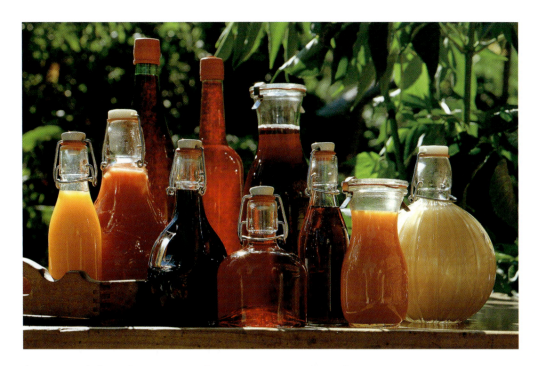

*Säfte: gesunde Durstlöscher und „Magenfüller"*

# Entschlacken und Entgiften

Nachdem wir nun etwas über das Thema gesunde Ernährung gelernt haben, ergibt sich die Antwort auf die Frage, Entschlacken – warum und wie – fast von selbst.

Einem über längere Zeit falsch ernährten Organismus steht eine Erholung zu. Das ist so ähnlich, als ob wir Urlaub nötig haben. Auch unser Körper mit allem drum und dran leistet täglich Schwerarbeit, was die Verdauung und Entgiftung der aufgenommenen Nahrung und deren Endprodukte betrifft. Aber nicht nur die Nahrung, sondern auch die krankheitsbedingte Medikamenteneinnahme ist eine Belastung für unseren Stoffwechsel. Die wichtigsten Entgiftungszentralen sind die Organe Leber und damit auch das Blut, die Niere und der Darm. Ihnen sollte immer wieder einmal eine Entlastung in Form einer Entgiftungs- oder Entschlackungskur angeboten werden.

Es gibt verschiedene Möglichkeiten, eine solche Umstellung des Stoffwechsels, denn das ist das Prinzip, durchzuführen. Die klassische Methode ist in diesem Fall das Fasten. Diese Therapieform wurde schon sehr früh eingesetzt. Heute gibt es aufgrund wissenschaftlicher Erkenntnisse verschiedene Methoden des Fastens. Ein Teil dieser Kuren setzt allerdings eine ärztliche Überwachung voraus, um nicht umgekehrt, d.h. gesundheitsschädigend zu wirken. Hierzu gehört z.B. das Heilfasten. Diese Methode wird immer dann in Erwägung gezogen, wenn es mit der Gesundheit – aufgrund von Risikofaktoren – „kurz vor 12" steht. Solche Risikofaktoren sind z.B. erhöhter Blutdruck, hohe Cholesterinwerte, erhöhter Blutzuckergehalt, Herz-Kreislauf-Erkrankungen und Durchblutungsprobleme generell. Man spricht dann von heilendem Fasten, im Gegensatz zum vorbeugenden Fasten.

Für die eigentlich Gesunden, mit einem nur leicht aus dem Lot geratenen Stoffwechsel, ist ein Kurzzeitfasten eher zu empfehlen. Solche Fastenkuren für den Haus-

*Knoblauch für die Gesundheit und, wenn es sein muß, auch gegen Vampire.*

gebrauch sind jederzeit möglich, werden aber nach meinen Erfahrungen der letzten Jahre überwiegend im Frühjahr durchgeführt, und hauptsächlich, damit die Sommergarderobe wieder paßt. Die Nachfrage nach Entschlackungs-, Entgiftungs- und Stoffwechseltee nimmt in den Monaten Februar und März schlagartig zu. Eine Blutreinigungskur im Frühling, so nannte man das früher, hat allerdings noch weitere Vorteile, nicht nur die Garderobe betreffend.

In dieser Jahreszeit ist es möglich, das erste junge Gemüse, die zarten Kräuter und Wildkräuter der neuen Saison mit all ihren Vitaminen, Mineralstoffen und Heilkräften frisch zu genießen. Eine auf dieser Basis beruhende Umstellung der Ernährung, ergänzt mit wohlschmeckenden Kräutertees, wirkt stoffwechselanregend und hat mit den Entbehrungen einer Fastenkur nicht viel gemeinsam. Man muß sich vielleicht an den einen oder anderen neuen Geschmack gewöhnen.

An dieser Stelle möchte ich nicht vergessen, auch auf die notwendige innere, d.h. geistige Läuterung hinzuweisen. Dieser Reinigung des Geistes wird in vielen Religionen mit Fastenvorschriften eine mindestens ebenso wichtige Rolle zugeschrieben wie die der körperlichen. Eine Entschlackungskur sollte demnach immer auch einen Anstoß geben, bisherige Ernährungs- und Trinkgewohnheiten neu zu überdenken und, wenn notwendig, ein für allemal zu ändern.

Das kann durchaus mit höchst angenehmen Überraschungen einhergehen. Vielleicht hatten Sie bisher noch nicht die Möglichkeit, den feinen Geschmack frischer Lebensmittel zu entdecken, weil Dosen und andere Fertiggerichte „schneller" gehen. Sicher, Kartoffeln oder Gemüse frisch zuzubereiten dauert zehn Minuten länger. Aber wieso muß Essen eigentlich schnell gehen? Weil Sie keine Zeit haben, sich mit solch einer Nebensächlichkeit länger als unbedingt notwendig aufzuhalten? Dann überlegen Sie einmal, warum Sie sich so unwohl fühlen? Könnte es sein, daß Sie in der ganzen Hektik gar nicht bemerkt haben, daß Sie eigentlich schon satt sind, aber dennoch weiteressen?

Schonung für den Organismus, eine neue innere Einstellung zum Essen generell und das Entdecken neuer und gesunder Genüsse sind die idealen Voraussetzungen für eine erfolgreiche Entschlackungskur. Auch Teebeutel sollten der Vergangenheit angehören! Offene Kräutermischungen oder Frischtees schmecken viel besser. Eine weitere positive Seite dieser Kur sehen Sie morgens im Spiegel. Ihr Gesichtsausdruck hat sich ebenfalls verändert. Er ist strahlend, leicht und positiv, und das liegt nicht nur am verbesserten Hautbild.

**Kräuterhexen-Entschlackungskur**

Als Kräuterhexe bemühe ich mich natürlich, das ganze Jahr über gesund zu leben. Aber einmal im Jahr gönne auch ich meinem Organismus einen „Erholungsurlaub" in Form einer Entschlackungskur. Aus der Vielzahl der Möglichkeiten habe ich mich für eine „private" Körnerkur entschieden. Für die klassische 7-Tage-Kör-

*Verschiedene Teesorten bringen Abwechslung in die Entschlackungskur.*

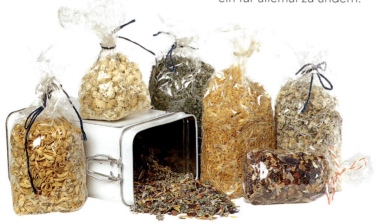

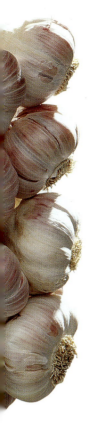

nerkur benötigt man verschiedene Getreidearten wie Hafer, Hirse, Reis, Buchweizen; mir selbst schmecken aber nur Reis und Hirse. Deshalb habe ich meine eigenen Rezepturen entwickelt.

Die Grundmenge Getreide beträgt 170 g pro Tag, aufgeteilt in drei Mahlzeiten. Reis und Hirse wechseln täglich und werden immer am Abend für den nächsten Tag vorgekocht. Nun ist es jedem überlassen, wie man diesen Grundbrei weiterverarbeitet: süß oder pikant, beides ist möglich. Da ich persönlich nicht zu den Süßschnäbeln gehöre, bevorzuge ich die pikante Variante. Eine Mahlzeit des Tages besteht aus einer Reis- oder Hirsesuppe, die mit Gemüsebrühe und Meersalz hergestellt wird. Morgens nehme ich meine abgewogene Menge Körner und vermische sie mit geschmacksneutralem Joghurt oder Quark. Zum Mittagessen wird dann gedünstetes Gemüse wie Lauch, Paprika, Erbsen, Spargel oder Karotten als Beilage serviert. Abends esse ich meistens die Suppenvariante. Wer es lieber „süß" mag, kann Früchtequark oder -joghurt und gedünstetes Obst verwenden.

Dazu gibt es jede Menge Flüssigkeit in Form von Quellwasser, stillem Mineralwasser oder Kräutertee. Dieser sollte in erster Linie schmecken, obwohl auch die verwendete Teemischung durchaus eine Heilwirkung besitzen kann. Ich wechsle zwischen Wohlfühltee, Entwässerungstee und Entgiftungstee. Die Aufnahme von zwei bis drei Litern Flüssigkeit pro Tag wäre ideal. Heiltees wie Entwässerungs- oder Entgif-

## ENTWÄSSERUNGSTEE

20 g Brennesselkraut
20 g Birkenblätter
20 g Stiefmütterchenkraut
10 g Gänseblümchenblüten
20 g Citronellgras
10 g Zinnkraut

Mischen, 1 EL pro Tasse, 5 Minuten zugedeckt ziehen lassen

## ENTGIFTUNGSTEE

20 g Labkraut
20 g Zinnkraut
10 g Brennesselkraut
20 g Thymianblätter
10 g Salbeiblätter

Mischen, 1 EL pro Tasse, 5 Minuten zugedeckt ziehenlassen

tungstees sollten aber auf höchstens zwei bis drei Tassen pro Tag rationiert werden.

Als Zwischenmahlzeit, wenn der Magen gar zu laut knurrt, ist ein Apfel erlaubt.

Nach meiner Erfahrung sind die ersten drei Tage, an denen man sich des Hungers und der Gelüste erwehren muß, die schlimmsten, obwohl sich das Hungergefühl gegenüber anderen Kuren in Grenzen hält. Aber ab dem vierten Tag wird man mit der Menge von 170 g Getreide zu „kämpfen" haben. Danach gilt es noch zwei Tage auszuhalten, um dann langsam wieder zu einer normalen Nahrungszusammensetzung zurückzukehren. Sie werden feststellen, daß Sie mit viel weniger auf dem Teller satt werden, und Ihr Organismus bedankt sich bei Ihnen für diesen „Urlaub" mit Frische, Leistungsfähigkeit und Unternehmungslust. Auch Ihre Waage hat nun „weniger" zu tragen. Zur Unterstützung des Fettstoffwechsels trage ich Prehnit als Heilstein auf der Haut.

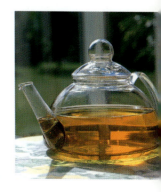

*Tees aus bestimmten Kräutern können eine Entschlackungskur unterstützen.*

# Gesunde Lebenseinstellung

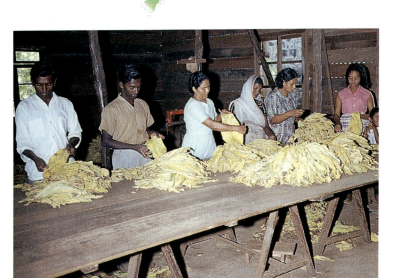

*Die Verabeitung von Tabak ist immer noch weitgehendst Handarbeit.*

## Alkohol und Zigaretten

Nach so vielen Ratschlägen über gesunde Ernährung werden Sie sich zurecht fragen, was dieses Thema wohl hier zu suchen hat. Nun, Alkohol und Zigaretten sind eben auch Dinge, die uns im täglichen Leben begleiten, ob wir es nun wollen oder nicht. Deshalb möchte ich sie nicht unerwähnt lassen. Alkohol kann übrigens durchaus gesunde Aspekte haben.

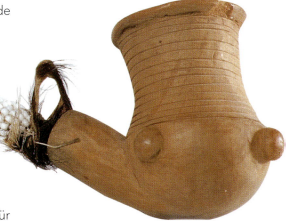

*Die Tabakspfeifen der Indianer gab es in vielen künstlerischen Ausführungen.*

Doch zunächst zu den Glimmstengeln oder Sargnägeln, wie sie umgangssprachlich auch gerne bezeichnet werden. Sehr zutreffend übrigens.

Die Friedenspfeife von Winnetou ist für mich die einzige positive Assoziation zum Thema Rauchen. Ich weiß, daß jetzt bei einem Heer rauchender Kräuterhexenfans schon mal die Messer gewetzt werden, um bereit zu sein, wenn ich mich jetzt mit meinen Bemerkungen nicht im Zaum halte. Da jedoch jeder das Recht auf freie Meinungsäußerung für sich in Anspruch nimmt, werde ich mir dieses an dieser Stelle auch erlauben. Eine zigarettenschnalzende Kräuterhexe ist sowieso eine unglaubwürdige, wenn nicht sogar eine lächerliche Vorstellung.

Ich habe mir schon oft Gedanken darüber gemacht, warum ich nie in Versuchung kam. Der gesundheitliche Aspekt ist sicherlich wichtig, aber als halbfertiger Teenager, in einer Zeit also, in der die ersten Zigarettenangebote von Seiten der Mitschüler kommen, denkt man an so etwas normalerweise noch nicht. Ein Grund dafür, daß ich diese Angebote nie angenommen habe, war sicherlich, daß in meiner Familie nicht geraucht wurde und daß von Rauchern und ihrer Sucht nur mit Verachtung und in einem sehr herablassenden Ton gesprochen wurde.

Ich gebe zu, das ist für viele sicherlich eine intolerante, wenn nicht sogar arrogante Einstellung.

Manchmal hat eine gewisse Arroganz also auch positive Seiten. In diesem Fall möchte ich den Begriff „Arroganz" sogar eher mit Charakterstärke und Rückgrat bezeichnen. Über diese Eigenschaften verfügen offensichtlich auch alle ehemaligen

# Alkohol und Zigaretten

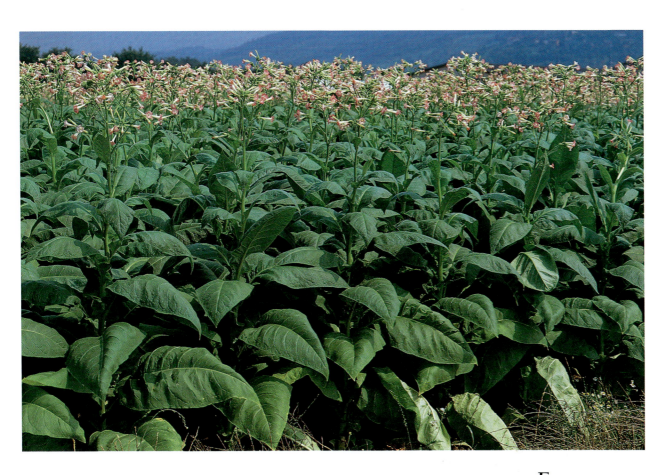

*Ein blühendes Tabakfeld bietet einen schönen Anblick.*

Raucher, denn nur so ist es wohl zu erklären, daß ich bis auf den heutigen Tag mit einem solchen verheiratet bin und er nicht mit einer Raucherin. Als ich meinen Mann kennenlernte, hatte er bereits eine über 10-jährige „Raucherkarriere" hinter sich, aber er schaffte es dennoch von einem Tag auf den anderen, damit aufzuhören und nie wieder anzufangen. Vielleicht war es der erste Liebeszauber einer Kräuterhexe in spe. Es hat jedoch dazu geführt, daß wir heute zu der aussterbenden Spezies der Silberhochzeiter gehören. Mit diesem Beispiel aus eigener Erfahrung möchte ich all jenen unter Ihnen Mut machen, die es auch einmal probieren möchten, mit dem Rauchen aufzuhören.

Es liegt mir allerdings nichts ferner, als jeden Raucher als charakterschwachen und rückhaltlosen Süchtigen zu bezeichnen. Jeder muß selbst wissen, was er seiner Gesundheit zumutet oder nicht.

Daß Rauchen nun einmal zu den ungesündesten Dingen gehört, ist jedem bekannt. Da bleibt es natürlich nicht aus, daß findige Geschäftsleute versuchen, mit dem schlechten Gewissen der Nikotinsüchtigen und den vielen fehlgeschlagenen Versuchen, davon wegzukommen, auch noch Geld zu machen. Der neueste Gag, auf den noch nicht einmal ich kommen würde, sind in diesem Zusammenhang – man höre und staune: Kräuterzigaretten! Die Stange kostet ca. 100,– DM und die empfohlene Dauer einer Kur beträgt vier bis sechs Wochen. Ich glaube, das Geld ist in der Urlaubskasse besser angelegt.

Bei meinen Ausführungen zum Thema gesunde Ernährung habe ich die fleischliebenden Herren sehr hart ins Gericht genommen. Nun kommen die weiblichen

Wesen dran, denn bei Kräuterhexen bekommt jeder sein Fett weg.

„Liebe Damen, haben Sie es denn wirklich so dringend nötig, Ihre Stärke mit einer Zigarette in der Hand zu beweisen? Ist Ihnen noch nicht aufgefallen, daß die Riege der männlichen Raucher immer kleiner wird? Sehen Sie sich in einem Restaurant einmal richtig um. Viele Herren haben es offensichtlich begriffen, daß ihre Stärke nicht in der Anzahl inhalierter Zigaretten liegt. Es gibt gesündere Möglichkeiten, einen inneren Halt zu finden."

Nun werde ich meinen Hexenzeigefinger aber wieder senken, um ein ähnlich brisantes Thema bezüglich Sucht und Schwäche anzugehen, das da heißt „Alkohol".

Alkoholische Getränke gibt es wahrscheinlich seit zehntausend Jahren, weil sie vermutlich aus Honig und Wasser entstanden sind. Solange ist demzufolge auch die Wirkung auf den Bewußtseinszustand bekannt. Früher diente diese Tatsache allerdings dazu, daß Alkohol als heilige Flüssigkeit in erster Linie zu religiösen Ritualen und weniger im täglichen Leben verwendet wurde. Interessant ist auch, daß alle Teile der Weltbevölkerung diese legale Droge kennen und verwenden. Der damit anzurichtende Schaden ist demnach auch international.

Wie bei jedem Gift ist es auch hier die Dosis, die über Heil oder Unheil entscheidet. Alkohol ist in der Lage, die Gesundheit zu fördern, und kann sogar zu Heilzwecken verwendet werden, er kann die Gesundheit aber auch schädigen oder gar töten.

Ich habe bereits als Schulkind die Auswirkungen von Alkohol bewußt kennengelernt. Und zwar im positiven wie auch im negativen Sinn. Die negative Erfahrung habe ich jedoch Gott sei Dank nicht am eigenen Leib verspürt, wie man vielleicht vermuten könnte, sondern in Form von sogenannten „Schnapsleichen", die meinen Schulweg als Großstadtkind überwiegend am Samstagmorgen pflasterten.

Alkohol besitzt jedoch noch andere Heilwirkungen, nämlich in sich selbst. Was wäre ich als „Schnapskräuterhexe", wie mich eine „Möchtegernkräuterhexe" einmal sehr unschmeichelhaft nannte, ohne meine Elixiere und Heiltränke? Alle Tinkturen sind Heilpflanzenauszüge auf alkoholischer Basis, wie wir noch erfahren werden. Selbst so mancher vermeintlich harmlose Hustensaft besitzt deshalb einen Alkoholanteil. Als Energielieferant ist Alkohol sogar ein Nervenstoff, allerdings nicht flaschenweise.

In der Hausapotheke eines südbadischen Haushaltes wird sich, wie schon seit Generationen, immer eine Flasche Rossler, auch Topinamburschnaps genannt, befinden. Als Hausmittel für den innerlichen und äußeren Gebrauch durfte diese Spezialität nie ausgehen. Bei jeglichem undefinierbaren Unwohlsein, man sagt auch vegetative Dystonie da-

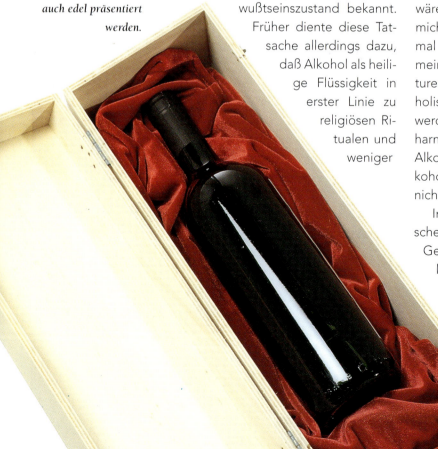

*E*dle Weine möchten auch edel präsentiert werden.

# ALKOHOL UND ZIGARETTEN 43

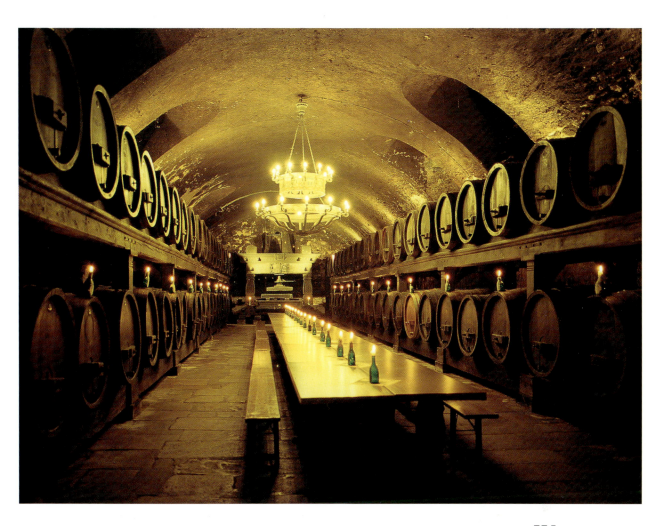

zu, holte meine Oma ihren „Topi" aus dem Schrank und verabreichte davon einen kräftigen Schluck innerlich. Auf diese Weise habe auch ich meine ersten positiven Erfahrungen mit dem Heilmittel Schnaps gemacht. In mindestens 10-facher Verdünnung wohlgemerkt.

Verstauchte Knöchel oder Insektenstiche wurden mit einem Schnapsumschlag behandelt. Soviel zum Allroundmittel meiner Großmutter.

Alkohol, als Aperitif vor einem Festessen getrunken, dient nicht nur der Entspannung und Auflockerung der Gäste, er kann auch durchaus einen gesundheitlichen Nutzen haben. Das ist dann der Fall, wenn er eine ausreichende Menge Bitterstoffe enthält. Durch Bitterstoffe in der Nahrung oder in Getränken, wie z.B. Wermuttee, wird unser Organismus zur Produktion von Verdauungssäften angeregt, die wiederum dafür sorgen, daß die einzelnen Nährstoffe der Speisen von unserem Körper aufgenommen werden können. Ein Bitterkräuterschnaps als Digestif erfüllt den gleichen Zweck, wenn auch nicht so effektiv wie ein Aperitif vor dem Essen.

Bei allen gesunden Aspekten im Zusammenhang mit Alkohol dürfen wir eines jedoch nicht vergessen: Alkohol ist und bleibt ein Suchtmittel. Der Umgang mit alkoholischen Heilmitteln ist daher nur dann zu empfehlen, wenn ein normales und gesundes Verhältnis zum Alkohol besteht, d.h. ein maßvolles.

*Welcher Weinliebhaber kommt bei solch einem Anblick nicht ins Schwärmen?*

## Herstellung von Tinkturen und Heiltränken

Zu den alkoholischen Heilmitteln, wie sie schon seit Jahrhunderten verwendet werden, gehören die Kräutertinktur, der Kräuterschnaps und der Kräuterwein.

Eine Tinktur ist ein alkoholischer Pflanzenauszug mit der höchstmöglichen Konzentration. Sie wird nicht nur mit Hilfe von 50–70%igem Alkohol hergestellt, sondern kann auch aus Äther oder einen Äther-Alkohol-Gemisch bestehen. Laut dem Lehrbuch für pharmazeutisch-technische Assistentinnen wird ein Teil Droge (= getrocknete oder frische Pflanzenteile) mit mehr als zwei, aber höchstens zehn Teilen Extraktionsflüssigkeit ausgezogen. Für die verschiedenen Tinkturen, die übrigens nicht nur mit Pflanzen sondern auch aus gelösten oder ausgezogenen Mineralien bestehen können, gibt es ebenso verschiedene Rezepturen, so daß die sachkundige Herstellung wirklich nur vom Fachmann (-frau) geleistet werden kann. Alle Inhaltsstoffe der Kräuter befinden sich in aufgeschlossener Form in diesem alkoholischen Heilmittel, so daß die Bestandteile auch schneller und nachhaltiger zur Wirkung kommen als beispielsweise ein Tee mit den gleichen Pflanzenbestandteilen. Tinkturen werden demzufolge als hochwirksame pflanzliche Arzneimittel tropfenweise angewendet. Zu den häufig gebrauchten Tinkturen gehören: Arnika-, Baldrian-, Blutwurzel-, Enzian-, Kamille-, Melisse-, Schöllkraut- und Wermuttinktur.

Wesentlich einfacher und daher auch in jedem standardmäßig eingerichteten Haushalt möglich ist die Herstellung von Kräuterschnäpsen und Kräuterwein.

Heilschnäpse können mit frischen oder getrockneten Kräutern und Früchten angesetzt werden. Eine wichtige Rolle spielt der dafür zu verwendende Alkohol. Sie können sowohl reinen Alkohol (Spiritus) aus der Apotheke als auch Obstbrände aus dem Lebensmittelhandel verarbeiten. Der Alkoholgehalt sollte jedoch mindestens 38%, besser 40% betragen. Nur dann ist ein optimaler Auszug möglich. Was die Sorte betrifft, so habe ich die Erfahrung gemacht, daß ein Obstbrand aus Birnen und Äpfeln, Gin, Doppelkorn oder Topinambur am besten geeignet ist. Edelbrände von Kirsche, Pflaumen, Himbeeren oder Birnen haben ein zu sehr ausgeprägtes Eigenaroma und sind daher eher pur zu genießen.

Bevor Sie sich ans Werk machen, um einen Heilschnaps selbst herzustellen, sollten Sie wissen, welchen Zweck dieser zu erfüllen hat. Soll er verdauungsförderlich, herzstärkend und durchblutungsanregend sein oder als Basis für Mixgetränke dienen. Je nach Anwendung variieren auch die Zutaten. Eine weitere Überlegung wäre, ob der Zusatz von Zucker sinnvoll ist oder ob der Kräuterschnaps auch einer äußerlichen Anwendung dienen soll. Grundsätzlich können fast alle Pflanzenteile alkoholisch ausgezogen werden. Heiltränke, die auf der Basis von hochprozentigem Alkohol angesetzt werden, sind fast unbegrenzt haltbar, eventuell auftretende Trübungen sind natürlich und unbedenklich.

Anders verhält es sich bei der Herstellung von Kräuterweinen. Als Basis dient häufig ein trockener Weißwein, der pro Liter mit ca. 100 Gramm Kräutern angesetzt

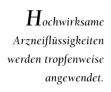

*Hochwirksame Arzneiflüssigkeiten werden tropfenweise angewendet.*

# Tinkturen und Heiltränke 45

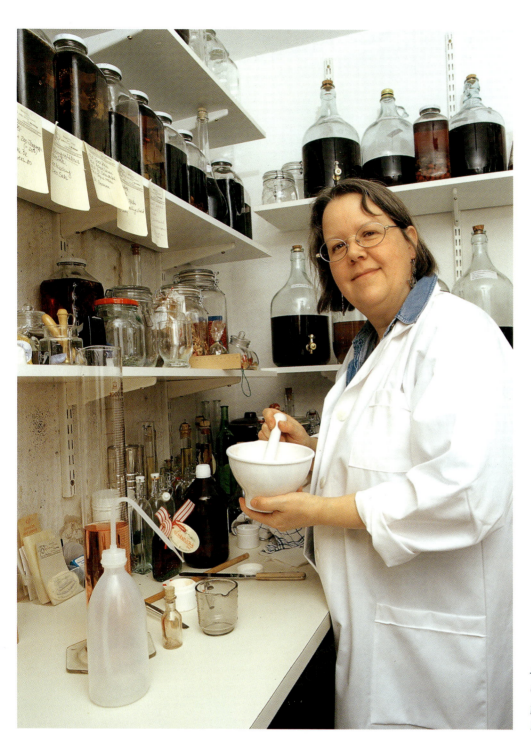

*Auch das Labor ist ein wichtiger Arbeitsplatz für eine moderne Kräuterhexe.*

wird. Nach acht bis zehn Tagen ist der Kräuterauszug fertig und muß dann sauber abfiltriert werden. Jede Verunreinigung führt zu einem „Kippen" des Weines oder zur Trübung. Der fertig filtrierte und abgefüllte Wein wird kühl und dunkel aufbewahrt und ist aufgrund seines geringeren Alkoholgehaltes auch nur begrenzt haltbar. Die Dosierung von Kräuterweinen beträgt ein bis zwei Schnapsgläschen voll pro Tag, die sinnvollerweise vor dem Essen getrunken werden sollten.

### Kräuterschnaps

Eine kleine Auswahl geeigneter Kräuter für die Herstellung von Kräuterschnäpsen: Angelika- oder Engelwurz, Blutwurzel, Enzian, Johanniskraut, Melisse, alle Minzearten, Rosmarin, Salbei, Schafgarbe, Wermut, Anis, Kümmel, Löwenzahn, Wacholderbeeren, Himbeeren, Erdbeeren, Holunderblüten und -früchte, Rosen und Hagebutten

### Grundrezept für Kräuterschnaps

Man verwendet 30–50 Gramm getrocknete Pflanzenteile oder 100 Gramm frische Pflanzenteile auf einen Liter Alkohol, mit einer Mindestkonzentration von 38% Vol. Gut verschlossen läßt man die Kräuter acht bis zehn Tage im Hellen und bei einer Temperatur von ca. 25–30° Celsius ausziehen. Danach wird abfiltriert und in Flaschen gefüllt. Frischkräuter als ganze Stengel können aber auch zu dekorativen Zwecken in der Flasche verbleiben.

Gut verschlossen ist ein Kräuterschnaps für lange Zeit haltbar. Ein solcher Heiltrank kann auch mit Wasser verdünnt angewendet werden.

### Kräuterwein

Eine kleine Auswahl geeigneter Kräuter für die Herstellung von Kräuterweinen: Angelikawurzel, Bärlauch, Schafgarbe, Rosmarin, Salbei, Weißdorn, Johanniskraut, Melisse, Lavendelblüten, Baldrian und Waldmeister

### Grundrezept für Kräuterwein

Man benötigt 100–150 Gramm einer Kräutersorte oder -mischung auf einen Liter trockenen Weißwein. Man läßt diesen Auszug gut verschlossen acht Tage ziehen und filtriert anschließend sehr sauber. Danach wird alles in saubere Flaschen gefüllt und kühl und dunkel aufbewahrt. Die Haltbarkeit beträgt ca. ein halbes Jahr.

*Wacholder-Johannisbeerschnaps: Wacholderbeeren, Zimt und Ingwer sind wohltuende Gewürze für die Verdauung.*

## WACHOLDER-JOHANNISBEER-SCHNAPS

50 g Wacholderbeeren (gestoßen), 200 g abgezupfte schwarze Johannisbeeren, ein Wacholderzweig oder fünf Blätter des Johannisbeerstrauches, zwei Stangen Zimt und ein Stückchen frischen Ingwers in eine Flasche geben und mit einem Liter Obstwasser oder Gin auffüllen. Den Ansatz vierzehn Tage lang bei täglichem Schütteln im Hellen stehen lassen, danach abfiltrieren und nochmals vier Wochen ruhen lassen. Dieser Wacholdertrank schmeckt zwar etwas herb, ist aber wohltuend bei „übersättigtem" Magen.

## ANIS-FENCHEL-KÜMMEL-LIKÖR

Je 30 g Anis, Fenchel und Kümmel in einem Mörser anstoßen, in ein Teefilterpapiersäckchen füllen und zubinden. Mit einem Stengel Pfefferminze und 150 g weißem Kandiszucker in eine Flasche füllen und mit einem Liter Obstler auffüllen. Etwa drei Wochen an einem warmen Ort

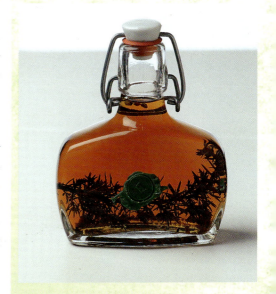

REZEPTE 47

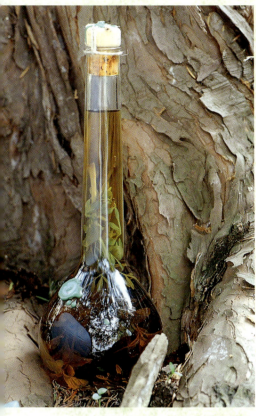

## PROVENCE-LIKÖR VON DER KRÄUTERHEXE

Die Blüten von 15 Stengeln Lavendel abzupfen, mit 20 g Verbenenblätter (*Aloysia triphylla*) und der dünn abgeschälten Schale einer unbehandelten Zitrone in eine Flasche geben und mit einem Liter Obstschnaps (40% Vol.) auffüllen. Vierzehn Tage im Hellen ziehen lassen, danach abfiltrieren und 50 g weißen Kandiszucker zufügen. Das Ganze nochmals drei Wochen stehen lassen, bis sich der Zucker aufgelöst hat. Mit drei frischen, blühenden Lavendelstengeln und einem Stückchen Zitronenschale in Karaffen abfüllen. Ein wohlschmeckender Likör, der nicht ganz so süß ist.

„*E*chter" Kräuterhexentrank

*A*nis-Fenchel-Kümmel-Likör *(links) und* Provence-Likör *(rechts)*

stehen lassen, bis sich der Zucker aufgelöst hat. Danach abfiltrieren und in Flaschen mit einem frischen Zweig Pfefferminze abfüllen.
Ein Likör für alle Menschen, die unter Blähungen leiden.

## DER „ECHTE" KRÄUTERHEXENTRANK

Drei Blätter Wermut, ein Zweig Weinraute, ein Blütenstand Johanniskraut, ein blühender Zweig vom Dost und zwei Salbeiblättchen in eine Flasche mit 250 ml Fassungsvermögen füllen. Mit 40%igem Obstschnaps auffüllen und vierzehn Tage ziehen lassen. Die Kräuter können entweder abfiltriert werden oder in der Flasche verbleiben.
Bei Verdauungsbeschwerden wird dieser Heiltrank 1:1 mit Wasser verdünnt und vor dem Essen eingenommen.

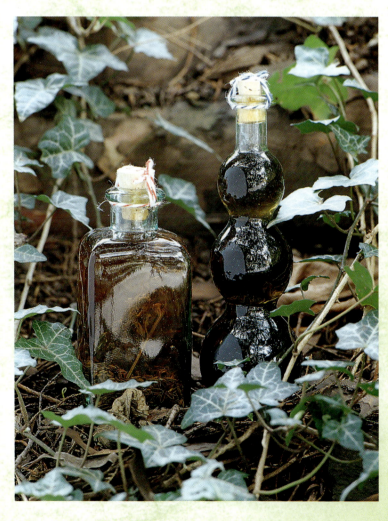

GESUNDE LEBENSEINSTELLUNG

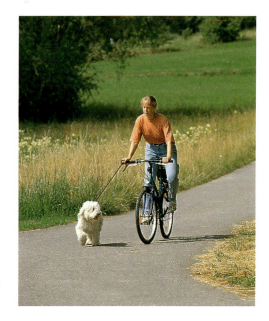

*Bewegung ist für alle gesund.*

## Bewegung

Das Leben ist Bewegung. Mit diesem Satz wird das Grundprinzip des menschlichen Lebens sowohl innerlich wie äußerlich definiert. Nichts ist statisch, selbst wenn wir schlafen, schaltet unser Organismus nicht ab. Das geschieht erst, wenn wir sterben.

Bewegung gehört aber auch äußerlich zu den Kennzeichen des Lebens und hat demnach einen genauso hohen Stellenwert wie die Ernährung. Sich zu bewegen ist wichtig, damit Blutgefäße und Kreislauf in ihrer Arbeit mit unterstützt und die Bestandteile der Nahrung ihrem Nutzen entsprechend verwertet werden. Der Verdauungsspaziergang hat demnach durchaus seine Berechtigung. Ein solcher Spaziergang ist bereits eine sportliche Betätigung, die ebenso wie Joggen, Laufen, Schwimmen, Radfahren und Gymnastik empfohlen wird, um die Gelenke zu stärken, die Muskeln zu festigen, die Sauerstoffversorgung des Blutes zu verbessern und einseitigen Bewegungsabläufen entgegenzuwirken, damit der ganze Körper gefordert wird. Durch regelmäßige Bewegung können, ähnlich wie bereits im Kapitel Ernährung besprochen, viele Krankheiten verhindert oder zumindest gelindert werden. Dazu gehören z.B. Erkrankungen der Atmungsorgane, Erkrankungen des Bewegungsapparates, Stoffwechselerkrankungen, Herz-Kreislauf-Erkrankungen und alle Krankheiten, die durch eine geschwächte Immunabwehr entstehen können. Ähnlich wie bei der Ernährung werden auch hier häufig Fehler gemacht, die dann genau wie beim Essen unsere Gesundheit eher schädigen, als ihr nützen.

Hawaii im Jahre 1978: 15 Männer stürzen sich in die Brandung, schwimmen 2,4 Meilen (3,8 Kilometer), packen sich anschließend ihre Rennräder, um ein 112 Meilen (180,2 Kilometer) langes Bergrennen zu absolvieren und anschließend noch einen Marathonlauf von 26,2 Meilen (42,1 Kilometer) durchzustehen. Mit der Stoppuhr wohlgemerkt! 12 der Teilnehmer stehen es durch. Dieser „Swim-Bike-Run-Event" erlangt unter der Bezeichnung Ironman Triathlon im Laufe der Jahre welt-

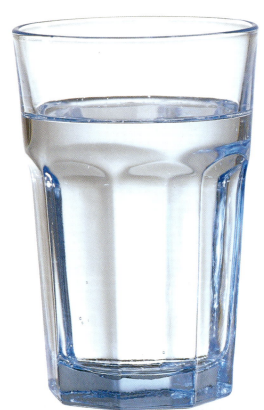

*Wer sich bewegt braucht Flüssigkeit. Mineralwasser ist ein gesunder Durstlöscher.*

# BEWEGUNG 49

weites Ansehen. Auch weibliche Wesen haben sich in der Zwischenzeit in dieser Variante der sportlichen Betätigung eingefunden. Dem Champion lacht immerhin ein Preisgeld von 35 000 Dollar. Bei aller Hochachtung vor der Leistung dieser Athleten, gesund ist das bestimmt nicht.

Eine andere Variante in Sachen Bewegung wäre diese hier. Ein wohlgenährter Mensch genießt morgens in aller Ruhe sein Frühstück, setzt sich dann ins Auto, um an seinen Arbeitsplatz zu gelangen. Dort betritt er den Fahrstuhl, um sein Büro zu erreichen und darin seinen Acht-Stunden-Arbeitstag am Schreibtisch zu absolvieren. Unterbrechungen stellen das zweite Frühstück am Arbeitsplatz und das Mittagessen in der Kantine dar. Abends setzt er sich wieder in sein Auto, fährt nach Hause, ißt gemütlich das Abendbrot, um sich anschließend den Feierabend vor dem Fernsehgerät zu gönnen. Wenn Ihnen das ungesund vorkommt, so haben Sie recht.

Ich gebe zu, beides sind extreme Beispiele, die ich aber bewußt so gewählt ha-

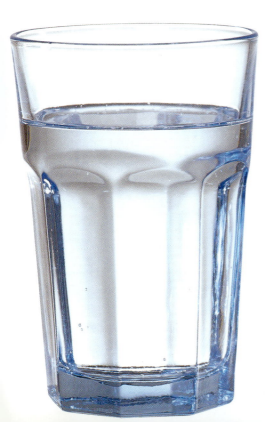

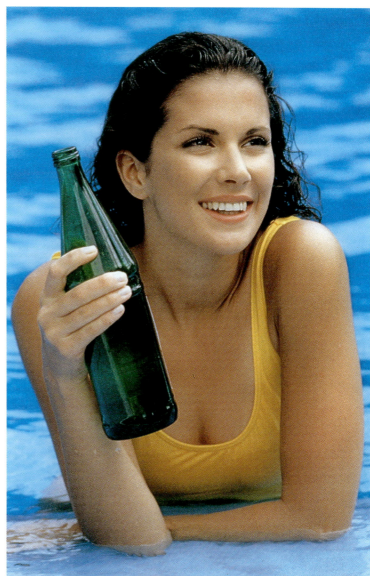

be. Dazwischen liegt eine große Bandbreite an gesunden Möglichkeiten der sportlichen Bewegung. Die empfohlenen Ausdauersportarten habe ich bereits erwähnt, aber auch hier kann bei übertriebenem Ehrgeiz das ganze negative Auswirkungen haben. Das kann schon beim Spazierengehen oder Wandern passieren. Bei ungeeigneter Kleidung oder bei einer zu lang angesetzten Strecke werden sich unweigerlich Wasserblasen an den Füßen und eine allgemeine Erschöpfung, die bis zum Kreislaufkollaps führen kann, einstel-

*Wasser kann man innerlich und äußerlich genießen.*

len. Klassische Joggerleiden sind Muskelkater, verstauchte Knöchel, ausgekugelte Gelenke, im schlimmsten Fall Arm- und Beinbrüche oder als Spätfolge eine gediegene Erkältung.

Beim Schwimmen hören wir von alleine auf, wenn wir nicht mehr können, denn sonst droht ja immerhin der Tod durch Ertrinken. Diese Tatsache sollten besonders Herz-Kreislaufkranke berücksichtigen. Gymnastik wird meistens in der Gruppe geübt, was auch anspornt und Spaß macht. Wenn die eine oder andere Übung gar zu schwerfällt, ist es keine Schande, sie auszulassen, denn Sie alleine haben anschließend die Schmerzen zu ertragen.

Dann wäre da noch mein privates Reizthema, vor allem in den Sommermonaten: das Radfahren. Nichts gegen eine gemütliche Radtour mit Kind und Kegel durch Feld, Wald und Wiese mit abschließendem Picknick. Das ist gesund und unterhaltsam. Ich meine jene Spezialisten, die abends und an den Wochenenden mit ihren Rennmaschinen die Landstraßen heimsuchen. Möglichst nebeneinander im Pulk werden auf diese Weise Kilometer geschunden. Das Ganze findet dann noch in der Hitze und der Sonne mit den entsprechenden Ozonwerten statt. Finden Sie das wirklich gesund und erstrebenswert? Nun, auch hier gilt: alles in Maßen. Dann werden die guten Eigenschaften überwiegen.

Es könnte sein, daß jetzt der eine oder andere unter Ihnen sagt: „Die hat ja keine Ahnung von Sport und was er für mich bedeutet." Ich kann Ihnen getrost mit einem klaren „doch!" antworten.

Wenn ich als Kräuterhexe mein Bewegungspensum auch überwiegend in meinen beiden Geschäften, bei vielen Kräuterwanderungen und bei noch viel mehr Gartenarbeit und im Haushalt absolviere, so sind mir die Erfolgserlebnisse auf sportlicher Ebene doch nicht unbekannt. Das Zugehörigkeitsgefühl und die persönliche Anerkennung in einem Verein, das gegenseitige Anspornen, um gemeinsam den schon zitierten „inneren Schweinehund" zu besiegen und dann mit dem Gefühl und der Euphorie eines Siegers nach Hause zu kommen, gehört sicherlich zu den schönen und wichtigen Dingen im Leben. Angestauter Ärger und Streß können auf diese Art ebenfalls gesund abgebaut werden.

Ich habe selbst die Erfahrung gemacht, wie

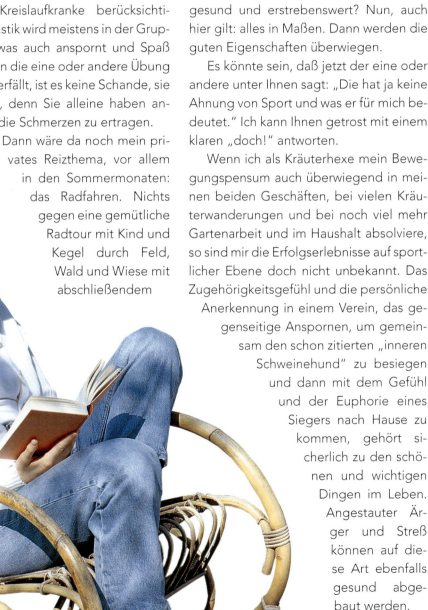

*Man sollte sich ab und zu auch eine Pause gönnen.*

# BEWEGUNG 51

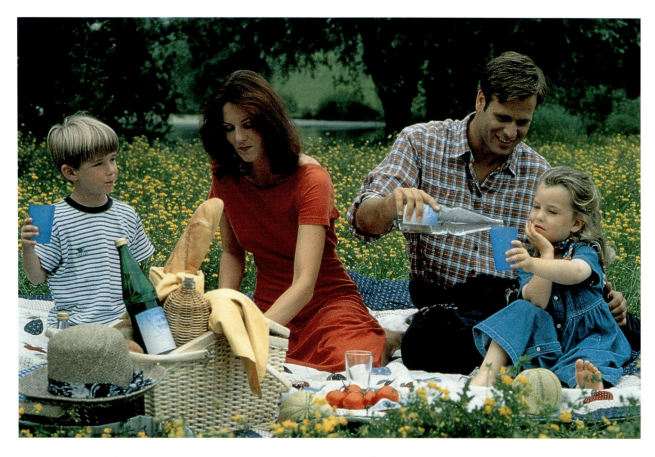

es ist, wenn man sich mit einem Gefühl der körperlichen Erschöpfung am Abend noch aufrafft, die Trainingsräume betritt und mit einem fröhlichen „Hallo" von den Mitstreitern begrüßt wird. Selbst ein übel gelaunter Mensch kann sich dieser Aufmunterung nicht entziehen. Nach solch einer Trainingsrunde wundert man sich dann immer wieder, wie gut es einem plötzlich geht, und daß man jetzt wieder in der Lage wäre, „alle Bäume" auszureißen. Das ist natürlich in übertragenem Sinn zu verstehen, aber ich hatte tatsächlich immer dieses Gefühl – nach zwei Stunden Judotraining.

Mit diesen Ausführungen möchte ich die zweite Komponente der sportlichen Betätigung vor Augen führen. Die Bewegung ist die eine, die psychologische die zweite. Nur ein Mensch, der sowohl von der körperlichen wie auch von der psychischen Seite her ausgeglichen ist, kann den täglichen Angriffen von Bakterien, Viren, Streßsituationen und Umwelt entgegenwirken oder diese ertragen und somit gesund werden oder bleiben.

Ein all zu hoch angesetzter Leistungsdruck ist auch auf sportlicher Ebene ungesund, wie es die Schicksale so mancher Hochleistungssportler aufzeigen.

Genauso falsch ist es jedoch, von einem Menschen, der aufgrund seiner beruflichen Tätigkeit erst spät am Abend heimkehrt, aus gesundheitlichen Gründen zu verlangen, noch eine Runde Bergjogging zu absolvieren. Diesen Fehler machen leider auch manche Ärzte, die über die persönliche Situation ihrer Patienten wenig im Bilde sind. Solch einem Kandidaten müßten andere Ratschläge gegeben werden, er ist nämlich abends einfach zu müde!

*Ein Picknick in der freien Natur ist ein schöner Abschluß eines Familienausfluges.*

GESUNDE LEBENSEINSTELLUNG

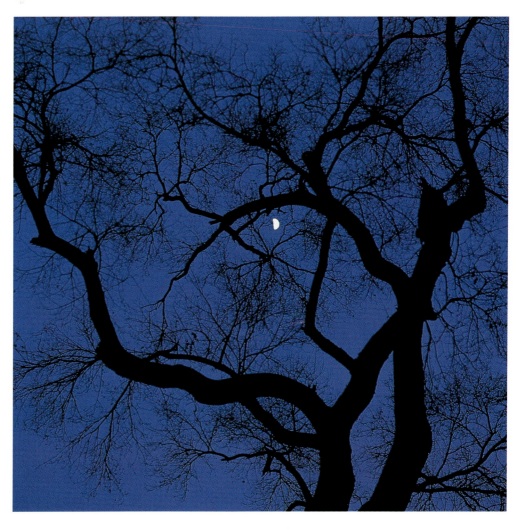

*Der Mond ist aufgegangen...*

## Gut schlafen ist kein Hexenwerk

Abends müde sein, sich ins Bett zu legen und in kürzester Zeit einzuschlafen, ist für viele unter unseren Mitmenschen eine Vorstellung, von der sie nur träumen können – dieses jedoch in hellwachem Zustand. Gemeint sind demnach all diejenigen unter uns, die über Schlafprobleme klagen, und das sind immerhin 30% der deutschen Bevölkerung.

Nun ist Schlafproblem nicht gleich Schlafproblem. Es gibt Einschlaf-, Durchschlaf- und Ausschlafstörungen, was aber äußerst selten ist, ist, daß jemand über Nacht überhaupt kein Auge zukriegt. Selbst wenn es immer wieder behauptet wird. Der Schlaf dient als Ruhephase für den Körper, um neue Kräfte zu sammeln, den Selbstheilungsprozeß zu unterstützen und nicht zuletzt, um „Unsortiertes" in unserem Kopf seinen Schubladen zuzuordnen. Man nennt das auch die Verarbeitung von Sinneseindrücken und -reizen. Wer andauernd vom Schlafen abgehalten wird, erkrankt ernsthaft, wird verrückt und stirbt. Schlaf ist also lebensnotwendig. Schlafstörungen sind größtenteils auf Ursachen zurückzuführen, die durch eine Umstellung der Lebensbedingungen, der räumlichen Bedingungen und dem Aufarbeiten von Problemen im psychischen Bereich zu

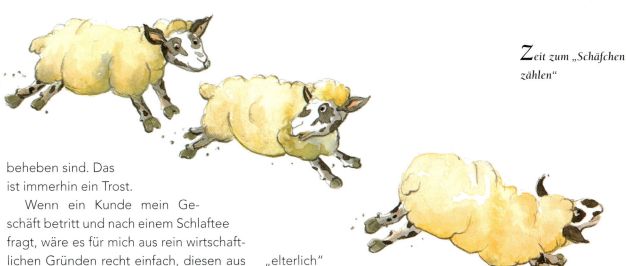

*Zeit zum "Schäfchen zählen"*

beheben sind. Das ist immerhin ein Trost.

Wenn ein Kunde mein Geschäft betritt und nach einem Schlaftee fragt, wäre es für mich aus rein wirtschaftlichen Gründen recht einfach, diesen aus dem Regal zu holen, den Preis zu kassieren und „Ade" zu sagen. Das wird bei der Kräuterhexe allerdings nie der Fall sein. Meine Gegenfrage lautet zunächst: „Warum können Sie nicht schlafen?" Mit der Antwort, die oft erst nach längerem Überlegen folgt, bekommt man dann schon mehr Aufschluß. Es gibt nämlich viele Möglichkeiten, die uns um unsere wohlverdiente Nachtruhe bringen können. Nach meiner Erfahrung haben die meisten Hilfesuchenden Einschlafstörungen. Das bedeutet, daß man nicht zur Ruhe kommt, obwohl man sich körperlich müde und erschöpft fühlt. Die Ursachen hierfür können Kummer und Sorgen, Prüfungs- und Lebensangst, Wut und Aggression oder auch „nur" ein üppiges Mahl am Abend sein. Aber auch Krankheiten wie Herz-Kreislauf-Erkrankungen, Asthma und Erkrankungen des Bewegungsapparates sowie bestimmte Medikamente können die Ursachen für Schlafprobleme sein. Wer morgens „bis in die Puppen" schläft oder sein Mittagsschläfchen macht, braucht sich nicht zu wundern, wenn er abends ausgeruht im Bett liegt und den „Abflug" nicht schafft.

Das Schlafbedürfnis eines Menschen ist außerdem sehr unterschiedlich. Dies trifft auch bereits auf Kinder zu. Das wird oft vergessen, weil man ihnen ja höchst „elterlich" vorschreiben kann, wann sie ins Bett verschwinden sollen. Das meinen zumindest viele Eltern. Ganz schlimm, auch für das spätere Leben, endet es dann, wenn Kinder zur Strafe in das Bett geschickt werden, nur um als Eltern eine Streßsituation nicht ausdiskutieren zu müssen. Das Gefühl der Wut und Ohnmacht des Kindes in dieser Situation hält das Kind erst recht wach, denn es konnte sich nicht verteidigen oder rechtfertigen. Manchmal wird es dann nicht nur im Bett und in Gedanken zum Mörder. Ich selbst habe „nur" Herzrhythmusstörungen davon bekommen.

Viele meiner schlaflosen Kunden haben mit dieser Erfahrung, wenn sie nicht ausgelebt oder mit den Verursachern, d.h. den Eltern, verarbeitet und abgerechnet wurden, Probleme bis ins hohe Alter. Familiäre Auseinandersetzungen in den Abendstunden, die nicht ausdiskutiert werden, damit der Friede wieder einkehren kann, sind logischerweise auch Schlafkiller. Dazu muß ich jedoch eines sagen: Selbst ein Streitgespräch ist immerhin noch eine Form der Unterhaltung zwischen Menschen, die sich etwas zu sagen haben, wenn sie auch nicht zu den angenehmen Seiten des Lebens gehört.

Schlafstörungen können aber auch dann entstehen, wenn wir uns überhaupt nichts mehr zu sagen haben. Die Unterhaltung übernimmt dann das Fernsehgerät oder der Personalcomputer, und das möglichst bis spät in die Nacht hinein. So bringt man sich selbst um seinen Schlaf, der sich vielleicht pünktlich angemeldet hatte, aber einfach nicht „hereingelassen" wurde, weil die Ablenkung durch besagte Geräte als wichtiger angesehen wurde. Selbst der viel zitierte Fernseh-Schlaf ist nicht das, was Schlaf eigentlich sein sollte, nämlich erholsam. Denn das Aufstehen vom Fernsehsessel irgendwann in der Nacht, um in das Bett zu kommen, kann bei einem relativ ausgeruhten Menschen dazu führen, daß er anschließend nicht mehr einschlafen kann. Der oben bereits erwähnte Mittagsschlaf oder das berühmte Nickerchen, das besonders bei den älteren Herrschaften sehr beliebt ist, kann wiederum zu deren Schlafstörungen führen, weil das Schlafbedürfnis mit zunehmendem Alter kontinuierlich sinkt.

*Ein gemütliches Bett ist die erste Voraussetzung für einen guten Schlaf.*

Wer abends in Rosmarin badet, sich ein Gläschen Sekt als Schlummertrunk genehmigt oder zum Abendbrot Schwarztee oder grünen Tee trinkt, braucht sich ebenfalls nicht zu wundern, wenn der Schlaf ausbleibt, denn es handelt sich hierbei um regelrechte Aufputschmittel.

Fühlen Sie sich in Ihrem Schlafzimmer überhaupt wohl? Ist das Bett groß und die Matratze hart genug? Liegt Ihr Schlafzimmer in einem dunklen und ruhigen Bereich und ist es auch nicht zu warm? Auch diese Dinge sollten geklärt werden, wenn Sie Probleme in Sachen Schlaf haben. Wie Sie sehen, ist es durchaus nicht nur mit einer Packung Schlaftee getan. Auch die beste Kräuterhexe ist überfordert, wenn die inneren und äußeren Bedingungen nicht stimmen. Bei massiven Schlafproblemen, die selbst nach dem Ausschalten aller Störfaktoren weiter anhalten, ist zur Klärung der Ursache ein Aufenthalt in einem Schlaflabor oft nicht mehr zu umgehen.

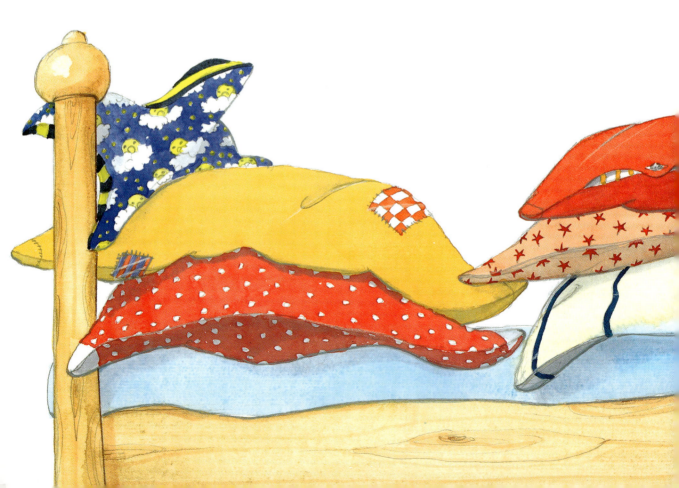

# GUT SCHLAFEN

Menschen im Schlaflabor sind allerdings Ausnahmen im großen Heer der Schlafgestörten.

## Wann handelt es sich um eine Schlafstörung?

Wenn jemand nur ab und zu Probleme mit dem Schlafen hat, und das ist nach meiner Erfahrung am häufigsten der Fall, sollte man sich zunächst einmal fragen, ob es sich hier überhaupt um eine echte Schlafstörung handelt.

Wir Menschen sind keine Maschinen und demnach auch nicht einfach ein- und auszuschalten. So kann es durchaus vorkommen, daß man an Tagen, an denen viele Dinge passiert sind, einfach länger braucht, um all das zu verarbeiten und seinen inneren Frieden wiederzufinden. Es ist völlig normal, daß solche Verarbeitungsprozesse in den Abendstunden stattfinden, oder wenn wir im Bett liegen und endlich alles um uns herum dunkel und ruhig ist. Irgendwann schlafen wir dann aber doch ein, und diese Erfahrung sollte uns beruhigen, besonders dann, wenn wir in solch einer Situation jede viertel Stunde auf den Wecker schauen, der unweigerlich am nächsten Morgen schrillt.

Vielleicht haben Sie auch schon die Erfahrung gemacht, daß, je öfter Sie ans Aufstehen denken, das Einschlafen immer schwieriger wird. Auch ich als Kräuterhexe befinde mich ab und zu in solch einer Situation. Der imaginäre Berg in Form von Arbeit und Terminen wird immer höher, man kommt vom Hundertsten ins Tausendste und fühlt sich wie ein Hamster in seinem Laufrad. Da hilft nur eins, abspringen!

Ich habe mir ein Sprungbrett auf mentaler Ebene zugelegt. Vielleicht hilft es auch Ihnen weiter. Wenn ich mich also wieder einmal in meinem Bett hin- und herwälze, es mir einmal zu heiß und einmal zu kalt ist und ich meine selig schlafenden Familienmitglieder beneide, hole ich einmal

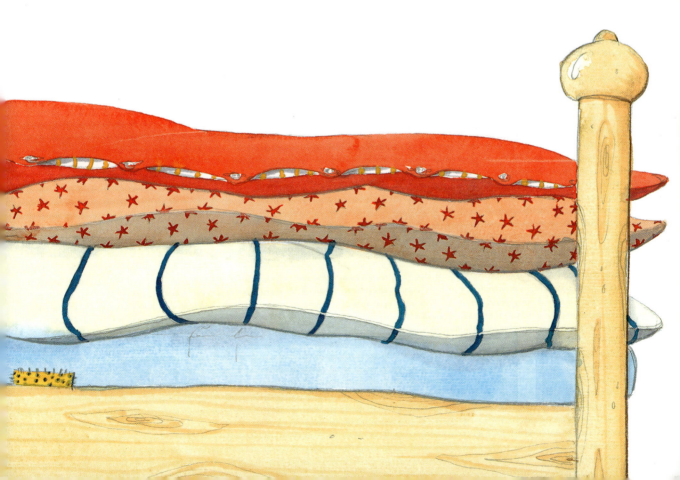

## 56 GESUNDE LEBENSEINSTELLUNG

*Es ist nicht immer einfach, den „Abflug" zu schaffen.*

tief Luft und fange an, in Gedanken mit mir selbst zu sprechen. Ich schimpfe wie ein Rohrspatz über alles, was mich geärgert hat. Danach versuche ich an alle die guten Dinge, die mir im Lauf des Tages vorgekommen sind, zu denken, ziehe daraus meine Schlüsse und komme dann abschließend immer wieder zu der Erkenntnis, daß ich die Welt heute Nacht auch nicht mehr verbessern kann und ich am Morgen sowieso wieder eine andere Situation vorfinde. Das ist das eine Sprungbrett.

Das zweite liegt in Form eines Notizblockes auf meinem Nachttisch. Schon in frühester Jugend habe ich über eine blühende Phantasie und die sich daraus ergebende Kreativität verfügt. Auf der einen Seite war das ja gut und schön, es gab und gibt aber immer zwei Seiten der Medaille. Diese zweite Seite, und das ist nun mal eine meiner Charaktereigenschaften, heißt „Saisonarbeiter". Ich bezeichne so den Typus des „das ganze Jahr über nicht gleichmäßig durcharbeitenden Zeitgenossen". Es ist offenbar ein Naturgesetz, daß kreative Menschen meistens so genannt werden. Dies wurde mir jedenfalls von vielen Insidern der Branche bestätigt, was mich wiederum sehr beru-

*Mein Notizbuch für Ideen – auch mitten in der Nacht*

higt hat. Es gibt demnach noch viele andere kreativ Arbeitende so wie mich, die sich abends in ihr Bett legen, das Damoklesschwert in Form eines gnadenlos näherrückenden Termins für die Fertigstellung eines Projektes über sich schweben sehen, und erst dann anfangen zu planen. An Schlaf ist in dieser Situation allerdings nicht zu denken. Doch plötzlich, es ist wie ein Wunder, sprudeln die Ideen, und wie sie zu verwirklichen sind, nur so aus dem Kopf. Saisonarbeiter im kreativen Bereich sind also in der Lage, nur unter hohem Zeitdruck ihre gesamte geistige Energie so zu konzentrieren, daß sie zu Höchstleistungen auflaufen können. Diese Erfahrung habe ich selbst lange genug gemacht, so daß ich diese Tatsache jetzt als gegeben hinnehme und mich deshalb nicht mehr verrückt mache oder verrückt machen lasse. Viele meiner besten Projekte sind von der Grundidee her in dieser Zeit zwischen Tag und Traum entstanden.

Sie sehen also, das zweite Sprungbrett, in Form eines Notizblockes hat durchaus seine Berechtigung. Ich kann meine Geistesblitze sofort notieren, so daß ich keine Angst haben muß, daß sie am nächsten Morgen vergessen sind. Das hat wiederum eine beruhigende und schlaffördernde Wirkung.

Dieser „Einschlaftrick" der Kräuterhexe läßt sich natürlich bei allen Problemfällen des Alltags anwenden. Notieren Sie Ihre Gedanken, wenn es sein muß, auch mitten in der Nacht. Das ist die erste Stufe der Lösung einer Aufgabe, denn wir haben keine Probleme, sondern Aufgaben. Mit dieser Bezeichnung klingt doch alles schon viel besser.

Sie werden sich vielleicht fragen, warum ich Ihnen das alles erzähle. Nun, ich wollte damit nur

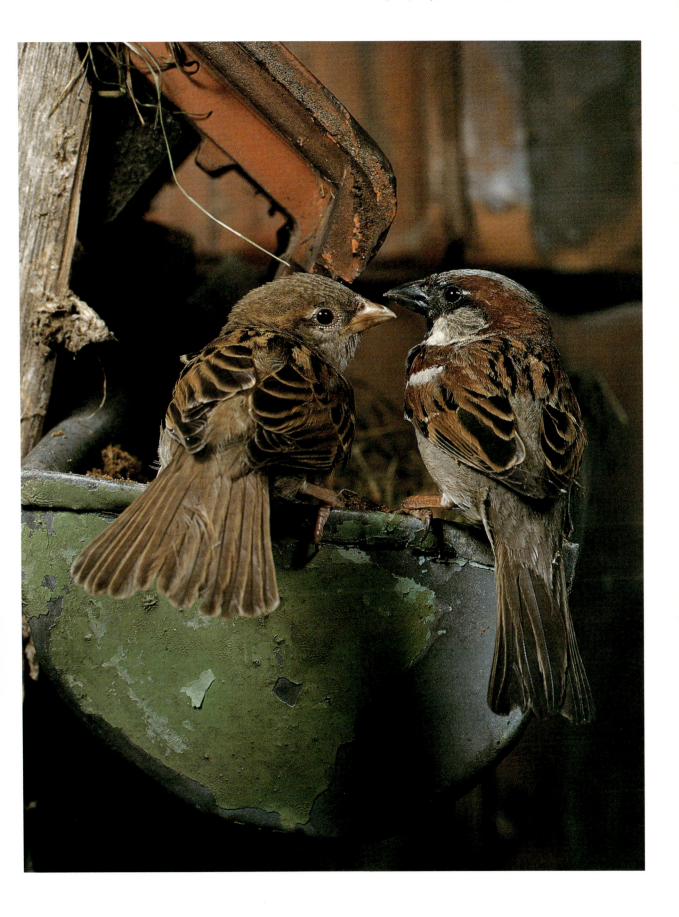

58  GESUNDE LEBENSEINSTELLUNG

*W*enn die Sonne untergeht, heißt es auch für uns, Kräfte zu sammeln für den nächsten Tag.

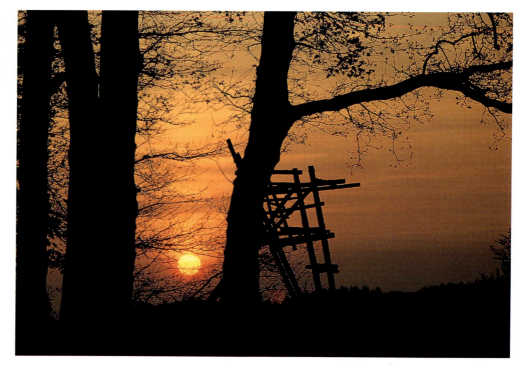

*D*ie Ruhe des Waldes kann sich auch auf uns übertragen.

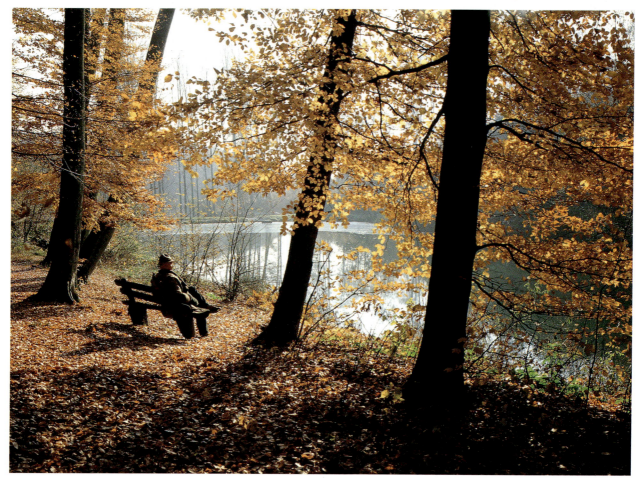

zeigen, daß manche Einschlafprobleme, zumindest im negativen Sinn, eigentlich gar keine sind. Gute Ideen, wann immer sie auch geboren werden, sind positiv zu bewerten. Wenn auch das eine oder andere Stündchen Schlaf dafür geopfert werden muß. Sie werden feststellen, nach solch einer halb oder vielleicht ganz durchgemachten Nacht sind Sie am nächsten Abend so müde, daß Sie den verlorenen Schlaf locker nachholen, um sich dann unbelastet und erholt den täglichen Aufgaben gewachsen zu fühlen. Auf solche Art und Weise verarbeitet, werden Ihnen diese auch nicht mehr den Schlaf rauben.

## Gut schlafen – was ich sonst noch tun kann

Vermeiden Sie abends üppige Mahlzeiten, damit auch der Magen und der Kreislauf auf Erholung schalten können! Der altmodische Abendspaziergang ist wie früher immer noch dazu geeignet, Ärger abzureagieren. Sie brauchen das dann nicht mehr über sich ergehen zu lassen, wenn Sie bereits im Bett liegen. Es ist außerdem sinnvoll, feste Bettzeiten einzuhalten, d.h. auch am Wochenende zur gleichen Zeit wie unter der Woche schlafen zu gehen und aufzustehen. Ein solches Ritual hat darüber hinaus eine entspannende Wirkung. Finden Sie Ihre eigene Methode zum „Abschalten". Ein gemütliches Schlafzimmer mit der entsprechenden Einrichtung wird lieber aufgesucht und bringt mehr Entspannung, als die Vorstufe einer Leichenkammer. Wenn Sie sich nicht wirklich erschöpft fühlen, sollten Sie einen Mittagsschlaf vermeiden.

Versuchen Sie Ihre Schlafprobleme positiv zu sehen, indem Sie die guten Ideen, die Aufgabenbewältigung und die Tatsache, daß Sie vielleicht zu ausgeruht sind,

## SCHLAFTEE

10 g Fenchelfrüchte gestoßen
10 g Weißdornblüten
20 g Passionsblumenkraut
10 g Hopfenzapfen
20 g Melissenblätter
20 g Baldrianwurzeln
20 g Johanniskraut
20 g Waldmeisterkraut

Mischen, 1 EL pro Tasse, 5 Minuten zugedeckt ziehen lassen

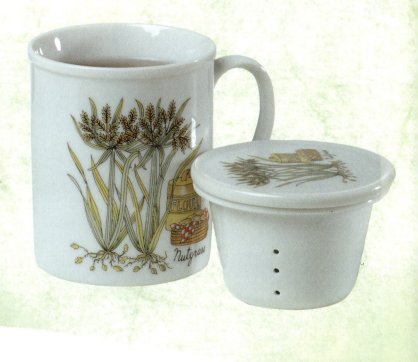

berücksichtigen. Bei massivem negativen Streß als Schlafkiller sollten Sie bereits morgens mit einem Antistreßtee den Tag beginnen und dies bis zum Abend beibehalten. Eine bis zwei Tassen Schlaftee am Abend oder ein beruhigend duftendes Kuschelkissen haben auch bei Kindern schon „Wunder" bewirkt.

*Ein Schlummmertrunk sollte bereits eine Stunde vor dem Schlafengehen getrunken werden.*

# SCHÖNHEITSTIPS

Gestalten Sie Ihren Speiseplan unter dem Aspekt „lecker und gesund".

Manche Nahrungsbestandteile können Sie für Ihre Schönheit innerlich und äußerlich anwenden, wie z. B. Honig, Eier, Joghurt, Gurken, Aprikosen, Sahne, Erdbeeren, Oliven- und Avocadoöl. Achten Sie bei Ihrem Einkauf auf solche „Doppelrollen". Verzehr jedoch nur mit Maß und Ziel!

Frische Luft und Bewegung ist nicht nur für Ihre Gesundheit wichtig, sondern auch für Ihre Schönheit.

In gut ausgeschlafenem Zustand glätten sich so manche Falten im Gesicht von selbst.

Achten Sie bei Pflegeprodukten darauf, daß sie natürliche Stoffe beinhalten. Parfüms und Konservierungsstoffe können zu allergischen Reaktionen führen.

Gönnen Sie sich im Winter eine „vornehme Blässe"! Das ist für Sie und Ihre Haut gesünder. Durch künstliche Bräune altern Sie schneller.

Auch im Sommer sind ungeschützte Sonnenbäder Gift für Ihre Haut und Gesundheit.

In Streßsituationen kann ein wohliges Kräuterbad wunderbar entspannen, und Sie sehen die Welt dann wieder mit einem freundlicheren Gesicht an.

Alkohol und Rauchwaren sind genau das Gegenteil eines Schönheitsmittels.

Wenn Sie unter Ihrem Beruf oder Ihrer Lebenssituation leiden – egal warum auch immer –, arbeiten Sie daran, diesen Zustand zu ändern, auch wenn es schwerfällt und vielleicht sogar die Änderung der gesamten Lebenslage bedeutet. Wenn dies nicht möglich ist, pflegen Sie ein Hobby, in welchem Sie Anerkennung von anderen Menschen erhalten. Nur dadurch wird es Ihnen möglich sein, das Selbstvertrauen und die Sicherheit zu entwickeln, die Ihnen Schönheit von innen in Form einer positiven Ausstrahlung schenken. Wenn Sie sich selbst „befreit" haben, werden Sie die positiven Reaktionen Ihrer Umwelt als beglückend empfinden – und das macht zusätzlich schön.

## Was ist Schönheit und woher kommt sie?

Albrecht Dürer, Hans Baldung Grien, Antoine Wiertz, Hans Thoma, Otto Greiner und Otto Dix – diese Namen kommen Ihnen vielleicht bekannt vor. Es ist eine von mir getroffene kleine Auswahl jener Kunstmaler, deren Lebenszeiten von 1471 – 1969 reichen und die alle ein gemeinsames Thema verbindet, nämlich „Hexen". Jeder hat auf eigene Weise versucht, das Phänomen „Hexe" künstlerisch und nach seinen Vorstellungen umzusetzen.

Als literarische und praktische Kräuterhexe, die sich mit dem Thema Hexen sehr intensiv beschäftigt hat, verfüge ich natürlich über eine stattliche Anzahl von Hexenbüchern in meiner privaten Bibliothek. Die zahllosen Abbildungen weiblicher Wesen in diesen Werken, seien es nun Hexen oder nicht, ergeben ein interessantes Spektrum unter dem Aspekt Häßlichkeit und Schönheit von Frauen. Denn Hexen waren schon immer beides, häßlich und schön.

Ich möchte deshalb diesen Sachverhalt zum Anlaß nehmen, um Ihnen das Thema Schönheit – und zwar aus meiner Sicht – etwas näher zu bringen.

Schönheit, und ich meine damit die körperliche Schönheit eines Menschen, ist etwas sehr Subjektives, d.h. jeder hat so seine eigene Vorstellung davon. Für die meisten gehört dazu sicherlich eine gute Figur. Unter einer guten Figur verstehen wir heute allerdings etwas völlig anderes, als es im Barockzeitalter der Fall war. Ausgewogene Proportionen, nicht zu dick und nicht zu dünn, sind heutzutage die Anforderungen an eine gute Figur. Früher war das anders, da war Üppigkeit eher ein Schönheitsideal. Das superschlanke Model der Modekataloge von heute hätte

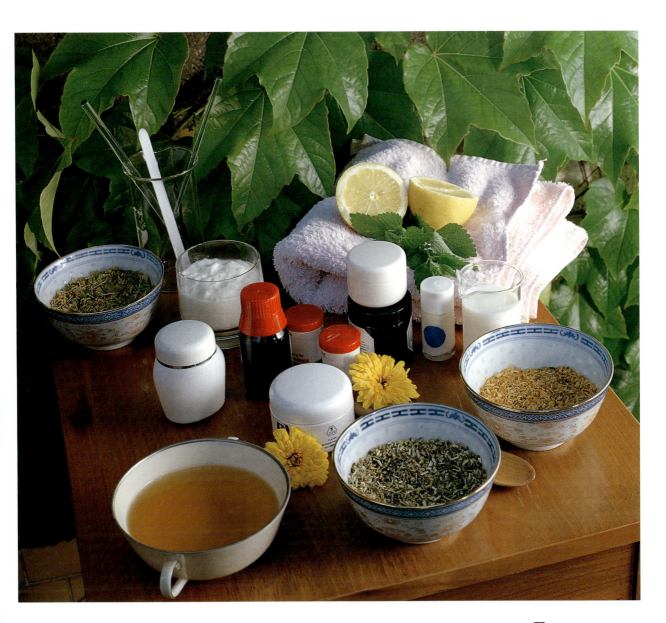

*Ein schöner Anblick, die Zutaten für natürliche Schönheitsmittel.*

das blanke Entsetzen der Herren des Barocks hervorgerufen. Heutzutage ist das eher der Fall beim Anblick von Schwabbelbäuchen und Zellulitis an den Beinen. Sicherlich wird ein schöner Körper auch mit Gesundheit gleichgesetzt, was allerdings nicht immer zutrifft. Sogenannte Schönlinge von außen, sind innerlich durch den Streß, immer so aussehen zu wollen, ganz schön fertig. Nicht nur auf gesundheitlicher Ebene.

Wie schon erwähnt, Schönheit wird von jedem anders empfunden, und daher kann es für diesen Begriff nie eine allgemein verbindliche Definition geben, sondern nur Anhaltspunkte. Es steht demnach auch niemandem zu, seine Vorstellung von Schönheit anderen zu diktieren.

Eine Superfrau mit Idealmaßen und einem ansehnlichen Gesicht, aber mit einem Gesichtsausdruck und einer Ausstrahlung, als hätte sie alle „Spinnen auf einmal gefressen", wird dennoch nicht als wirklich schön empfunden werden. Eine vielleicht etwas rundlichere, vielleicht sogar dickliche Dame mit einem aufrechten

Gang und einem Strahlen im Gesicht hat sicherlich eher etwas Schönes an sich.

Mit diesen beiden Beispielen wollte ich deutlich machen, daß gutes Aussehen nicht immer etwas mit Schönheit im eigentlichen Sinn zu tun hat. Der alte Satz „Schönheit kommt von innen" hat an Bedeutung noch nichts verloren. Er ist schlichtweg zeitlos. Und noch eines wird anhand dieser Beispiele, die ich bewußt so gewählt habe, deutlich. Es sind überwiegend Frauen, an denen die gerade herrschende Lehre von Schönheit aufgezeigt wird. Den schönen Mann gibt es noch nicht solange wie häßliche oder schöne Frauen.

**Etwas über Hexen ...**

Womit wir wieder bei den Hexen wären, die es eigentlich gar nicht gibt oder je gab. Die Figur der Hexe ist nämlich Symbol für zwei menschliche Eigenschaften: zum einen die Fleischeslust, das ist übrigens die jahrhundertealte Bezeichnung für Sex, und zum zweiten die Bosheit mit all ihren Varianten. Das sind Grundeigenschaften, die in jedem Menschen vorhanden sind, nicht nur bei weiblichen Wesen. Die Sexhexe ist demnach immer auch jung und schön, die böse Hexe immer alt und häßlich, und beide haben auch den entsprechenden Gesichtsausdruck. Nur einem Künstler war es neben einem Arzt früher erlaubt, sich mit dem Thema „der nackte Mensch" zu befassen. Es diente schließlich der Kunst und Wissenschaft. Die meisten waren äußerst pflichtbewußt, wie die unzähligen Werke, die im Namen der Aktmalerei entstanden sind, beweisen ... Ganz schlimm wurde es allerdings dann, als die Hexenbilder „menschliche Gestalt" annahmen und die Hauptdarstellerinnen als zu gut aussehende oder als zu häßliche Frauen der Hexerei bezichtigt und verbrannt wurden.

Ein Rundfunkredakteur fragte mich einmal im Zusammenhang mit meiner Berufsbezeichnung „Kräuterhexe", ob ich denn kein Problem mit der negativen Assoziation dieses Begriffes auch im Zusammenhang mit Schönheit hätte. Heutzutage wäre doch ein Vorbild à la Claudia Schiffer mehr gefragt. Er bekam ebenfalls die Antwort „wahre Schönheit kommt von innen, und Kräuterhexen leben eben nach dem Grundprinzip, gesund ist gleich schön".

Ich möchte jedoch meiner Berufung als Kräuterhexe auch im hohen Alter noch nachgehen können. Scheiterhaufen gibt es ja Gott sei Dank nicht mehr, auch stellt mein eher barocker Körperbau für mich kein besonderes Problem dar.

Diesen kleinen Hexenausflug war ich meinen unter traurigen Umständen dahingeschiedenen Vorgängerinnen der vergangenen Jahrhunderte schuldig!

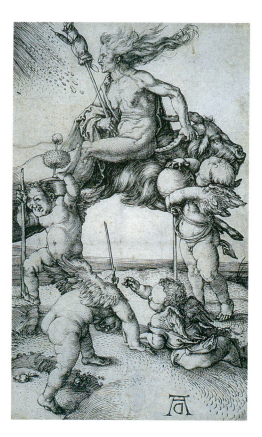

*„Reitende Hexe", Kupferstich von Albrecht Dürer.*

# SCHÖNHEIT 63

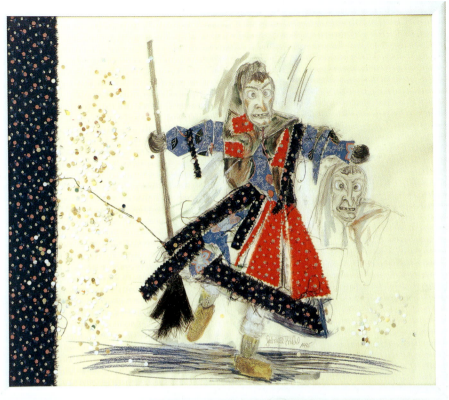

**W**ie Sie sehen, habe ich mich auch künstlerisch mit dem Thema „Hexen" befaßt.

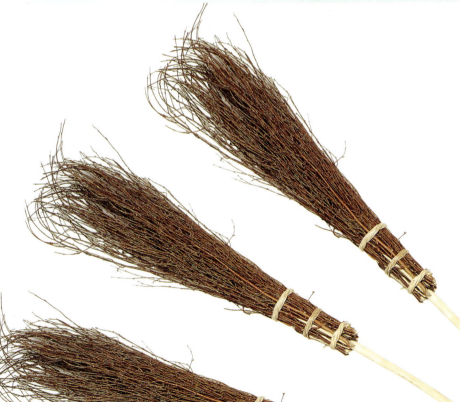

**W**as wäre eine Hexe ohne ihren Besen?

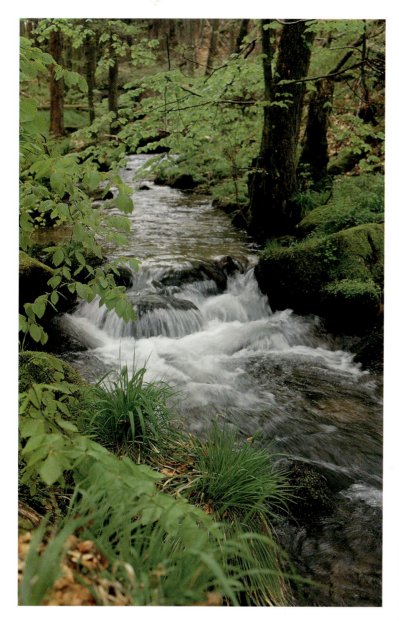

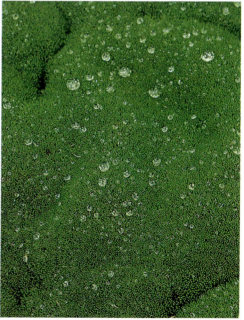

*Ein Spaziergang im feuchten Waldklima ist eine Wohltat für Ihre Haut.*

*Wie das Moos, braucht auch Ihre Haut Feuchtigkeit, um gesund zu bleiben.*

### Haut

Doch zurück zum Thema. Unsere Haut und deren Aussehen ist ebenfalls ein Beweis für die Schönheit von innen. Manchmal wird dieses Organ, es ist übrigens das größte, das wir haben, mit dem Spiegel der Seele bezeichnet. Das ist durchaus richtig. Nur wer ein stabiles Gleichgewicht zwischen Körper und Seele, Innenwelt und Außenwelt, Gefühl und Verstand besitzt, ist gesund. In der heutigen „Ellenbogengesellschaft" ist dies nur noch unter erschwerten Bedingungen möglich. Die steigende Anzahl der Hauterkrankungen und Allergien spricht eine deutliche Sprache. Menschliche Nähe und Wärme zu finden, Vertrauen zu sich selbst und ein gesundes Selbstwertgefühl zu entwickeln, wird immer schwieriger in einer Welt, in der nur noch Verstand, Erfolg, Rücksichtslosigkeit und Egoismus zählen. Manchmal wünsche ich mir, ich könnte für die vielen Hilfesuchenden, die sich an die Kräuterhexe wenden, mit einem einfachen „Hex, Hex!" eine neue Welt zaubern. Aber neben einem Hauttee bleibt meist nur die Möglichkeit der Seelsorge, die ich anbieten kann. Die Möglichkeit einer Heilung liegt nur in dem Betroffenen selbst verborgen. Manchmal hilft schon, ein Wochenende lang auszuschlafen oder ein Urlaub. Frische Luft um die Nase und in den Lungen ist bei vielen Menschen heutzutage häufig Mangelware. Die Feuchtigkeit und der Duft eines Waldspazierganges könnten bei einem chronischen Stubenhocker fast wie ein Wunder wirken. Von der durchaus als sinnvoll zu bezeichnenden Bewegung einmal ganz abgesehen.

## Schönheit durch Make-up und Schönheitsoperationen?

Es gibt eine große Anzahl Menschen, die nicht den Mut haben, in den Spiegel der Seele zu schauen. Sie greifen zu Tiegeln und Töpfchen, zu Lidschatten und Wimperntusche, zu Lippenstift und Flüssig-Make-up, um sich selbst zu verleugnen. Ich meine nicht die heranwachsenden Teenager mit ihren Problemen bei der Identitätsfindung. Blaue, rote oder grüne Haare habe ich selbst schon gehabt. Jetzt habe ich z.B. graue Haare. Die sind allerdings nicht gefärbt, sondern Natur pur. Wenn ich zum Friseur komme, antworte ich auf die unvermeidliche Frage nach der Haarfarbe mit einem klaren nein, ich bin in Ehren ergraut und habe damit kein Problem.

Ich meine auch nicht diejenigen, die die Kunst des Make-ups so beherrschen, daß man es schon gar nicht mehr sieht.

### HAUTTEE

20 g Eichenrinde
30 g Weidenrinde
30 g Geißbartkraut
20 g Erdrauchkraut
25 g Zinnkraut
30 g Ehrenpreiskraut
30 g Ringelblumenblüten
50 g Brennesselkraut
25 g Schafgarbeblüten
20 g Klatschmohnblüten

Mischen, 1 EL pro Tasse, 5 Minuten zugedeckt ziehen lassen. Diese Teemischung hat sich bei allen stoffwechselbedingten Hauterkrankungen bewährt. Auch zur äußerlichen Anwendung als Kompresse geeignet.

*Pflegende Hautcremes kann man auch selbst herstellen.*

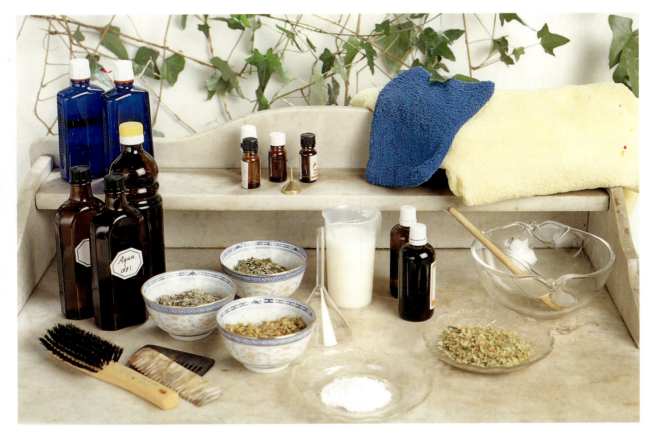

Das dient dann nur der eigenen Zufriedenheit, und es ist ein Ausdruck des Selbstbewußtseins.

Ich meine die echten Fassadenmaler, bei denen nichts mehr von dem zu erkennen ist, was sich darunter verbirgt. In der Faschingszeit ist das ja ganz lustig aber wehe, es ist das ganze Jahr Karneval im Gesicht. Das hat mit Schönheit dann nichts mehr zu tun. Im Gegenteil, die Haut „wehrt sich ihrer Haut" in Form von Falten, Pickeln und Ausschlägen. Das sind aber nur die äußerlichen Folgen einer solchen Selbstverneinung. Den inneren Menschen, so wie er einmal geboren wurde, gibt es wahrscheinlich gar nicht mehr. Er hat sich verloren. In diesem Fall wäre eine psychologische „Schönheitskur" mehr als dringend angebracht.

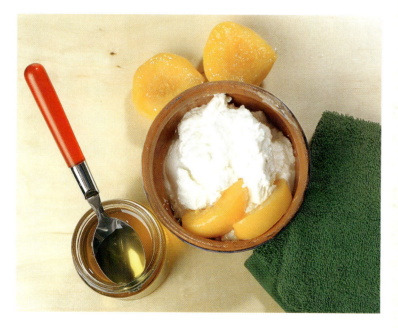

*Aus Pfirsich, Quark und Honig läßt sich eine „leckere" Maske herstellen.*

Lassen Sie sich von der Werbung mit ihren Schönheitsidealen nicht blenden, schalten Sie Ihren gesunden Menschenverstand ein und denken Sie nach, wie Sie Ihre innere Harmonie behalten oder wieder erlernen. Die Kosmetik von innen ist billiger und dauerhafter, als jede Creme oder gar eine Schönheitsoperation.

## MASKE

(hautberuhigend und feuchtigkeitsspendend, auch bei Sonnenbrand geeignet)

Zutaten: 1 reifer Pfirsich, 2 Eßlöffel Quark, 1 Teelöffel flüssiger Honig

Das Fruchtfleisch des Pfirsichs zerdrücken oder pürieren, den Quark und den Honig dazugeben und alles gut vermischen. Diese Maske kann auf Gesicht, Hals und Dekolleté aufgetragen werden. Nach 15 Minuten abwischen und mit klarem Wasser abspülen.

## ROSENÖLCREME

Zutaten: 10 g fettes Wildrosenöl, 50 g Wollwachsalkoholsalbe, 40 g Rosenwasser, zwei Tropfen ätherisches Rosenöl

Das fette Wildrosenöl mit der Wollwachsalkoholsalbe verrühren, bis eine homogene Masse entstanden ist. Das Rosenwasser bei Zimmertemperatur tropfenweise zufügen und weiterrühren, bis die gesamte Flüssigkeit emulgiert ist. Zum Schluß die zwei Tropfen Rosenöl einrühren. In eine saubere, gutschließende Salbendose füllen und bei Zimmertemperatur lagern.

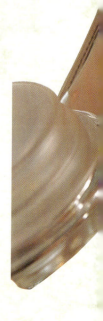

## „LAVENDELBAD"

50 g Lavendelblüten mit einem Liter kochendem Wasser überbrühen und zehn Min. ziehen lassen, danach abseihen und diesen Auszug mit Sahne (Menge eines Likörglases) sowie 10 bis 15 Tropfen Melissenöl vermischen und dem Badewasser zusetzen. Herrlich entspannend!

## BESONDERES ÖLBAD

Zutaten: 20 g Jojobaöl, ein Eigelb, zwei Tropfen echtes Rosenöl, drei Tropfen ätherisches Ylang-Ylang-Öl und drei Tropfen Rosmarinöl
Das Jojobaöl mit den ätherischen Ölen mischen und zum Schluß mit dem Eigelb (Emulgator) verrühren und dem Badewasser zusetzen. Lassen Sie sich überraschen!

## MANDELÖLCREME
(besonders für trockene und zu Irritationen neigender Haut)

Zutaten: 5 g Bienenwachs, 15 g Wollwachs (wasserfrei), 40 g Mandelöl, 40 g Rosenwasser, $1/2$ Teelöffel flüssiger Honig, zwei Tropfen ätherisches Geranienöl
Bienen- und Wollwachs im Wasserbad schmelzen, das erwärmte Mandelöl nach und nach darunter rühren. Das lauwarme Rosenwasser tropfenweise einrühren, bis die gesamte Flüssigkeit gebunden ist. Zum Schluß den Honig und das ätherische Öl gut einrühren. In eine saubere, gut schließende Salbendose abfüllen.

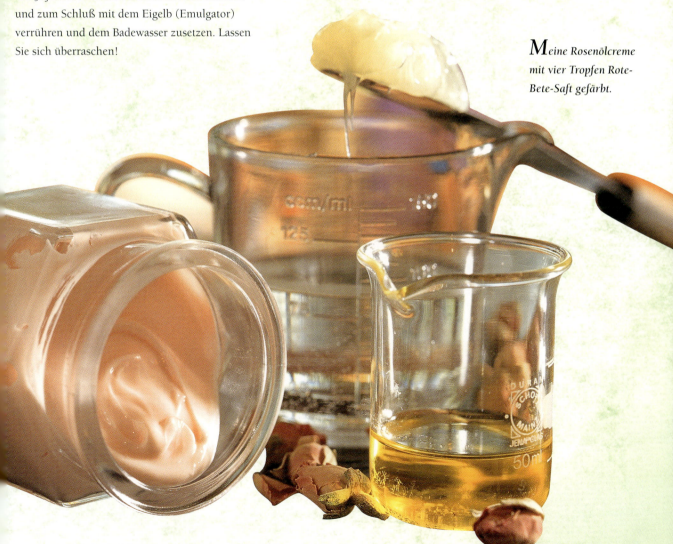

*Meine Rosenölcreme mit vier Tropfen Rote-Bete-Saft gefärbt.*

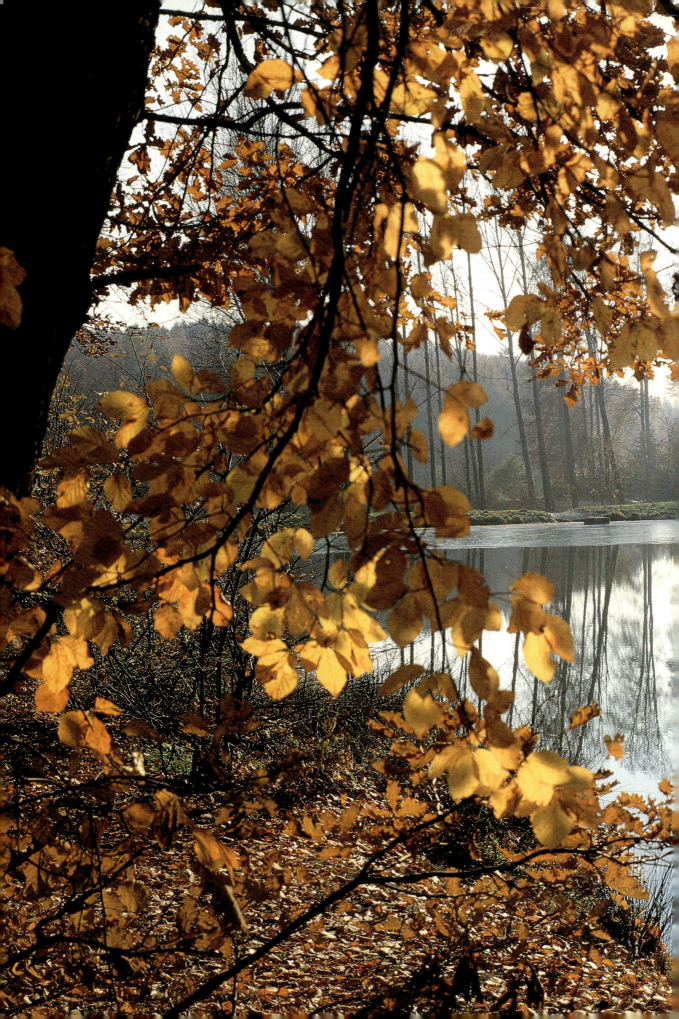

# Die Krankheiten

„Ein Gesunder hat viele Wünsche, ein Kranker nur einen." Mit dieser Lebensweisheit wird kurz und prägnant ausgedrückt, wie wichtig Gesundheit für uns ist. Nur wer gesund ist, kann den Anforderungen des täglichen Lebens gerecht werden und ist in der Lage, durch seine geistigen Höhenflüge und seinen körperlichen Einsatz die Welt und das Leben auf ihr weiter zu verbessern. Wenn ich selbst gesund bin, kann ich auch anderen Menschen, denen es nicht gutgeht, helfen – sei es nun im psychischen oder physischen Krankheitsfall oder aber bei den Problemen des Alltags.

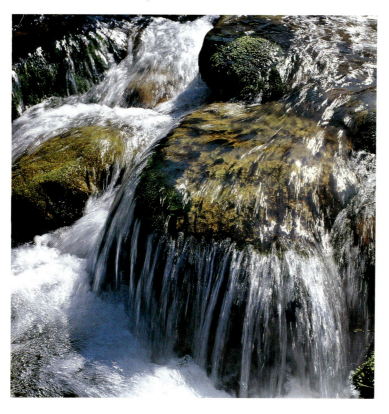

*Jeder Kranke wünscht sich, seine Beschwerden würden einfach davonschwimmen.*

## Entstehung, Sinn und Zweck einer Krankheit

Nach den Erkenntnissen der letzten Jahre ist eine Krankheit immer das Resultat einer Störung der inneren Harmonie eines Menschen. Früher wurde eine Krankheit als unabwendbarer Schicksalsschlag, der plötzlich und aus heiterem Himmel kommt, angesehen. Die Therapie bekämpfte demzufolge in erster Linie die Symptome und nur in wenigen Sonderfällen auch die Ursache. Schmerzen z.B. können als so heftig empfunden werden, daß sich dadurch neue Krankheitsbilder ergeben können.

Heute weiß man, daß eine Krankheit nie aus heiterem Himmel kommt, sondern daß eine Störung im psychischen und/oder im physischen Bereich zu deren eigentlichen Ursachen gehört. Alle Körperfunktionen werden durch sogenannte Regelkreise innerhalb unseres Organismus gesteuert. Nur wenn diese ungestört arbeiten, fühlen wir uns gesund. Wie jedes System, das von vielen funktionierenden Teilbereichen abhängig ist, ist auch hier die Störungsanfälligkeit sehr hoch. Wenn nun aufgrund einer inneren oder äußeren Störung ein Element ausfällt oder nur mangelhaft arbeitet, bricht das ganze System zusammen. Wir werden krank. Heute geht die Auffassung sogar soweit, daß selbst ein plötzlicher und früher Tod, unter diesem Aspekt gesehen, kein Zufall ist. Der Organismus hat aufgrund der Störungen im System im Unterbewußtsein auf Selbstvernichtung geschaltet. Auch ein selbstverschuldeter Unfall mit Todesfolge wäre so zu erklären.

Bleiben wir aber bei den kranken Lebendigen. Seelisch-geistige Erlebnisse und körperliche Abläufe spielen zusammen. Der Einfluß unseres „Innenlebens" wird bei der Erforschung von Krankheitsursachen oft nicht gebührend berücksichtigt. An genau diesem Punkt setzt die Psychosomatik an. In der Psychosomatik geht es um die Wechselbeziehungen zwischen Psyche = Geist / Seele und Soma = Körper, die in diesem Fall nicht getrennt, sondern als Ganzes angesehen werden. Der psychosomatische Ansatz bei einer Therapie galt lange Zeit als alternative Medizin schlechthin. Heute hat sich diese Auffassung, zum Wohle der Patienten, grundlegend geändert, denn viele Ärzte behandeln in der Zwischenzeit den Menschen als „Ganzes". Dies setzt allerdings eine größere Zuwendung zu dem Patienten voraus, was wiederum schon den ersten Schritt zur Genesung bedeutet.

Man muß sich mit einer Krankheit bewußt aus-

# Aromatherapie und Edelsteine

einandersetzen, um dann letztendlich sogar einen tieferen Sinn darin zu erkennen. Jede Krankheit hat uns etwas „zu sagen". Selbst eine banale Erkältung bedeutet, daß wir unserem Körper zu viel zugemutet haben. Denn nur dann ist er so geschwächt, daß er Viren und Bakterien, die uns übrigens ständig umgeben, aus eigener Kraft nicht mehr unschädlich machen kann und daß sie so die Oberhand gewinnen. Eine solche Erkenntnis ist zwar schmerzlich, aber durchaus positiv zu sehen. Ich weiß jetzt, was ich falsch gemacht habe, und kann dieses in Zukunft verhindern.

zin kann jedoch mit erheblichen negativen Nebenwirkungen verbunden sein, was den einen oder anderen Patienten veranlaßt, und manche Ärzte ebenfalls, es mit den Mitteln der Naturmedizin zu versuchen. Diese Art der Therapie ist in vielen Fällen zwar schonender, es dauert aber länger, bis die Heilwirkung eintritt.

Als Kräuterhexe fühle ich mich für zwei Behandlungsmethoden aus der Naturmedizin besonders zuständig, nämlich für die Behandlung mit Hilfe von Heilkräutern und Heilsteinen.

## Verschiedene Behandlungsmethoden

Ich möchte Ihnen nachfolgend die verschiedenen Therapieformen etwas näher erläutern.

Da wäre zunächst die altbekannte Schulmedizin. Sie hat nichts mit einer Schule im alltäglichen Sinn zu tun. Es ist schlicht und einfach die Art der Behandlung, wie wir sie bei jedem niedergelassenen Arzt normalerweise erhalten. Und wann gehen wir zum Arzt? Dann, wenn wir akut erkrankt sind. Daher finde ich den neueren Begriff der „Akutmedizin" wesentlich zutreffender.

Ein Akutmediziner wird zunächst die Diagnose der Erkrankung feststellen und versuchen, die von einem Patienten als am schlimmsten empfundenen Symptome, wie z.B. Schmerzen, auszuschalten. Dies wird in erster Linie mit Hilfe von stark wirkenden Medikamenten der Fall sein. Falls ein operativer Eingriff notwendig ist, so wird dieser in die Wege geleitet. Die Behandlung mit Medikamenten der Akutmedi-

## Aromatherapie und Heilen mit Edelsteinen

Obwohl auch die Aromatherapie meinen Bereich tangiert, ist sie eine eigenständige Methode und sollte daher nur von einem Fachmann (-frau) durchgeführt werden. Ziel und Inhalt dieser Therapieform ist der Einsatz von ätherischen Ölen. Durch das Einatmen bestimmter Düfte werden unbewußte Steuermechanismen beeinflußt. Auf diese Art und Weise ist es möglich, ein aus dem Gleichgewicht geratenes Inneres, das zu einer Erkrankung geführt hat, durch den „Geist der Pflanzen", wie die ätherischen Öle auch genannt werden, die Selbstheilkräfte zu aktivieren.

Der Geruchssinn ist übrigens der älteste und leistungsfähigste. Das Phänomen des Riechens konnte aber bis heute noch nicht endgültig entschlüsselt werden. Sonst könnte den vielen Menschen mit Geruchs- und Geschmacksverlust geholfen werden. Wie belastend eine solche Situation ist, haben Sie vielleicht schon selbst als Begleiterscheinung bei einer starken Erkältung, hoffentlich vorübergehend, festgestellt.

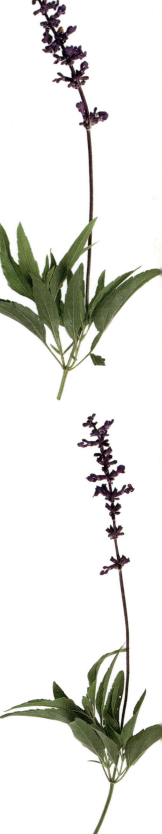

## DIE KRANKHEITEN

Mit Hilfe der Aromatherapie soll der Geruchssinn sensibilisiert werden, um die uns umgebenden Gerüche wieder bewußt wahrnehmen zu können. Viele von uns haben im wahrsten Sinne des Wortes die „Nase voll" von Ruß, Schwefel, Stickoxiden, Pestiziden, Fungiziden, Ammoniak und von Menschen, die wir nicht riechen können. Entzündungen der Atemwege, Erkältungen, Allergien und psychosomatische Störungen sind die Folgen einer solchen Beleidigung unseres Riechorganes. Hier kann die Aromatherapie eine wertvolle Hilfe sein.

Die Heilsteintherapie arbeitet ebenfalls unter dem Gesichtspunkt, daß Krankheit das Ergebnis einer Störung der inneren Harmonie und der damit verbundenen Schwingungsdissonanz ist.

Diese in den letzten Jahren wieder „neu" entdeckte Methode ist tatsächlich schon seit Urzeiten bekannt. Kristallen und Steinen wurden schon immer heilende Kräfte zugesprochen. Der älteste bekannte „Heilstein", wobei hier der Begriff Stein nicht ganz zutrifft, ist der Bernstein.

Steine „wirken" aufgrund ihrer Entstehung, ihrer Kristallstruktur, der enthaltenen Mineralstoffe und ihrer Farbe. Durch den wissenschaftlichen Ansatz der analytischen Steinheilkunde ist es möglich, für jeden Menschen den richtigen Heilstein zu ermitteln, egal in welcher Situation er sich befindet und ob er daran glaubt oder nicht.

Da die Heilsteinkunde immer mehr Verbreitung findet, haben Sie sich vielleicht schon einmal Gedanken darüber gemacht, warum oder wodurch Heilsteine überhaupt wirken. Nun, das läßt sich relativ einfach erklären, sie strahlen! Auch Steine nehmen ständig Energie auf und geben sie wieder ab. Diese Energie tritt verändert als Wärme, Licht oder hochfrequente Strahlung aus. Bedingt durch seine Entstehungsgeschichte, seine Zusammensetzung, durch seine Kristallform und durch seine Farbe tritt er durch sein eigenes elektromagnetisches Feld mit uns als „Minisender" in Kontakt. Daraus erfolgen geistige, seelische und körperliche Reaktionen von unserem Organismus.

Wenn ich die Information, das heißt die Heilwirkung eines Steines, kenne, kann ich ihn gezielt im Krankheitsfall einsetzen. Heilsteine vermitteln körperliche Linderung, seelische Stärkung und geistige Erkenntnisse auch in scheinbar ausweglosen Situationen. Als ganzheitliche Medizin werden der Körper, Seele, Verstand und Geist gleichermaßen mit einbezogen.

Ich selbst befasse mich seit zirka vier Jahren intensiv mit der Steinheilkunde und habe durch die Erfolgsmeldungen meiner Kundschaft und durch zahlreiche Selbstversuche diese Art der Naturmedizin zu schätzen gelernt. Machen Sie selbst einmal einen Versuch, indem Sie aus einer ganzen Steinsammlung in einem Geschäft oder bei einer Mineralienausstellung spontan nach einem Stein greifen, der Ihnen gerade besonders gut gefällt. Wenn Sie nun ein Steinheilkundebuch hinzuziehen und die Indikation eben dieses Steines nachlesen, werden auch Sie von der

*Die Therapie mit Düften hat in den letzten Jahren an Bedeutung gewonnen.*

# MINERALFARBEN 73

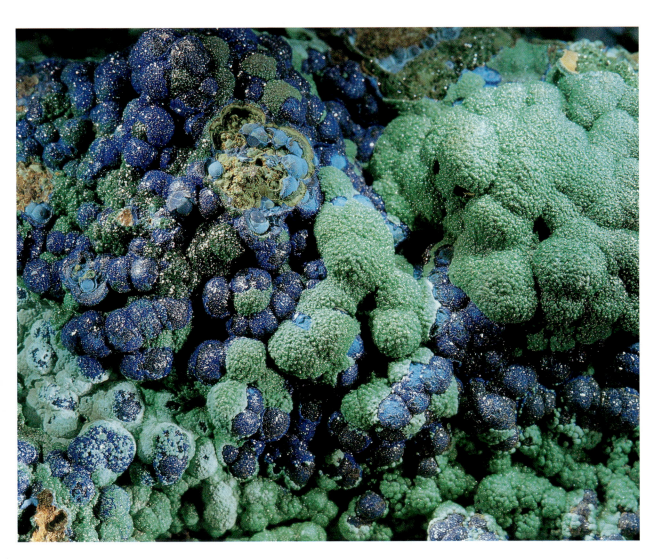

Wirkung der Heilsteine überzeugt sein. Aus meiner eigenen Erfahrung haben Sie genau zu jenem Stein gegriffen, den Sie gerade dringend brauchten.

## Mineralfarben und deren Wirkung

Steine üben bereits auf Kleinkinder eine enorme Anziehungskraft aus. Ich kenne kein Kind, das sich beim Anblick einer Kiesbank an einem Fluß nicht bückt, um zuerst einmal eine ganze Menge Steine in den Fluten versinken zu lassen. Danach wandern noch einige besonders schöne Exemplare aus irgendwelchen Gründen in die Taschen. Aber auch so mancher ausgewachsene Erdenbürger kann sich der Faszination dieser Ursubstanz und deren Ausformungen nicht entziehen. In den meisten Fällen ist es die Farbe eines Steines, die den Griff danach bewirkt. Ich möchte deshalb die Wirkung der Mineralfarben im Heilsteinbereich kurz erläutern.

### Klare und weiße Mineralien

Sie nehmen keine Farbe an, sondern reflektieren eine andere und verhalten sich im übertragenen Sinn neutral. Klare und weiße Mineralien wirken als Verstärker in

*Die Therapie mit heilenden Edelsteinen (hier Malachit mit Azurit) ist bereits seit Urzeiten bekannt.*

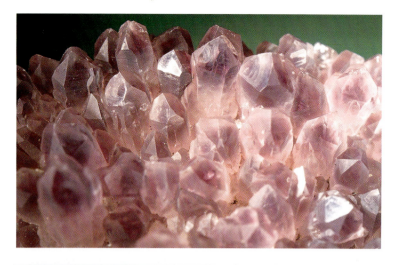

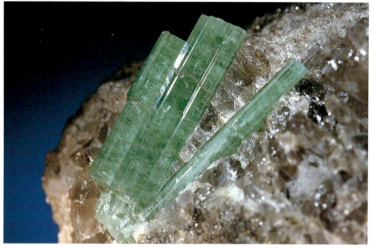

*Kristallen und Steinen (ganz oben: Amethyst) werden immer Kräfte zugesprochen. Für den innerlichen Gebrauch legt man den Stein über Nacht in Wasser ein und trinkt am nächsten Tag davon.*

*Um den gerade richtigen Stein (oben: Smaragd) zu finden, greifen Sie spontan nach dem, der Ihnen am besten gefällt.*

der Kombination mit Farbsteinen. Sie fördern Klarheit, Reinheit, Neutralität und Selbsterkenntnis. Die körperlichen Anwendungsgebiete sind Kälteempfinden, Schwäche und Gefühllosigkeit. Die wohl bekanntesten Vertreter dieser Gattung sind der Bergkristall und der Diamant.

### Schwarze Mineralien

Schwarze Steine wie Onyx, Obsidian, Tektit oder schwarzer Turmalin sind aufgrund ihrer Absorptionswirkung dazu geeignet, Energieüberschüsse abzuziehen. Einen solchen Energiestau hat jeder Mensch schon einmal erlebt, nämlich den Schmerz. Schwarze Mineralien sind immer dann angesagt, wenn Schmerzen durch Entspannung reduziert werden können. Bei jedem Zahnarztbesuch befindet sich irgend etwas „Schwarzes" in meiner Kräuterhexenhand.

### Rote Mineralien

Rot wirkt anregend, erhitzend, blut- und kreislaufstimulierend und beschleunigend. Liebe und Haß werden oft mit dieser Farbe symbolisiert. Rosa ist durch den Weißanteil etwas friedlicher, macht dafür aber auch empfindsamer. Rote Mineralien sind daher besonders für behäbige und schwerfällige Menschen geeignet, um ihnen etwas „Pfeffer" zu verabreichen, um sie impulsiver und extrovertierter zu machen. Ein solcher „Kick" kann durchaus zur Gewichtsreduzierung bei Übergewicht oder eine besondere Auswirkung im sexuellen Bereich mit sich bringen (Rubin).

### Orangefarbene Mineralien

Orange wird als belebend, vitalisierend und den Kreislauf anregend beschrieben. Mineralien in dieser Farbe helfen bei Apathie, Depression und Disharmonie. Sie stimmen heiter und fröhlich und sind daher auch für chronische Pessimisten als Heilsteine zu empfehlen.

### Gelbe Mineralien

Gelbe oder goldene Mineralien, wie z.B. Bernstein, schenken Glück, Sorglosigkeit, Tatkraft, wirken aufmunternd und lebensbejahend. Die Versorgung des Körpers mit Energie wird verbessert und das Immunsystem in seiner Funktion unterstützt.

### Grüne Mineralien

Zur Stimulierung von Leber und Galle sind grüne Mineralien geeignet. Sie fördern auf diese Art die Entgiftung und Regenerationskraft des Körpers. Grün fördert einen gesunden Optimismus und ist

# MINERALFARBEN 75

daher – wie schon von alters her bekannt – die Farbe der Hoffnung. Emotionen wie Wut und Zorn können jedoch intensiviert werden. Das berühmte „reinigende Gewitter" führt jedoch langfristig gesehen zu innerem Frieden.

## Blaue Mineralien

Ich bin immer wieder erstaunt darüber, wie viele Menschen sich für blaue Mineralien begeistern können. Wenn ich mir jedoch die Heilwirkung dieser Mineraliengruppe vor Augen führe, wird mir klar, daß mit dieser Farbe der Zeitgeist verdeutlicht wird. Blaue Mineralien wirken kühlend, beruhigend und entspannend. Sie helfen Angst zu überwinden und Mut zu fassen, außerdem helfen sie bei der Wahrheitssuche und dabei, das innere Gleichgewicht zu finden. Dem ist wohl nichts mehr hinzuzufügen!

## Violette Mineralien

Auch violette Mineralien sind heutzutage sehr zu empfehlen, obwohl diese Farbe auch eine negative Besetzung hat, wie z.B. „letzter Versuch" oder als Kirchenfarbe in der Karwoche.

Violett wirkt reinigend und befreiend, fördert die Tätigkeit des Gehirns (Na, wer sagt es denn!) und die der sensiblen und motorischen Nerven. Violette Heilsteine bringen Erleichterung bei Trauer, fördern die Erinnerung sowie das Verständnis für die Probleme anderer. Wenn das nichts ist?

Für schillernde Persönlichkeiten bieten sich auch bunte und farbig schillernde Mi-

*Der für die Beschwerden geeignete Heilstein wird direkt am Körper getragen. Er sollte jedoch zumindest ab und zu Hautkontakt mit seinem Träger haben. Heilsteine können auch direkt aufgelegt oder mit einem Pflaster fixiert werden.*

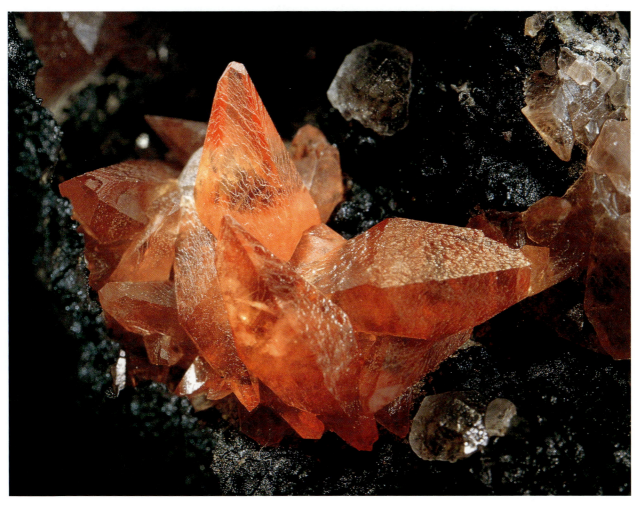

*Früher wurden Heilpflanzen mit viel Liebe zum Detail illustriert.*

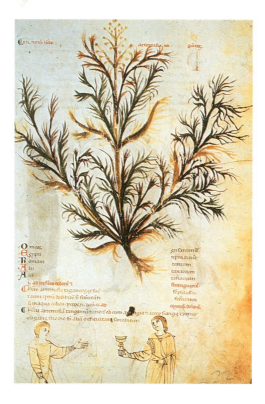

neralien an. Sie bringen Lebensfreude, Lust und Vergnügen oder bieten Erholung durch angenehme Zerstreuung. Tragen Sie Opale, Regenbogenobsidiane oder Labradorit und Sie fühlen sich wie im Urlaub.

An dieser Stelle erscheint es mir als absolut wichtig, daß ich mich als Kräuterhexe von jedweden esoterischen Ansätzen grundsätzlich distanziere. Ich sage dies deshalb, weil ich im täglichen Umgang mit den verschiedensten Menschen sehr oft auf diesen Bereich angesprochen werde. Kräuterhexen pflegen mit beiden Beinen auf dem Boden zu stehen und sind sich der Ernsthaftigkeit ihres Berufes bewußt, ja sie pflegen diese sogar. Es gibt keine undurchsichtigen, abgehobenen und diffusen Erklärungen, wenn sich ein Mensch vertrauensvoll mit seinen Problemen an sie wendet. Auch wird die Ursachenforschung bei einem Mißerfolg ernsthaft und ehrlich betrieben. Dies bedeutet in manchen Fällen auch das Eingeständnis, daß man mit seinen Mitteln nicht mehr weiterhelfen kann, direkt und ohne Ausflüchte in die Geisterwelt. Mir liegt es fern, mit diesen Bemerkungen irgend jemanden zu nahe treten zu wollen, denn ich habe es bereits schon einmal erwähnt, daß jeder für sich selbst entscheiden muß. Aber ich bin der Meinung, daß es niemanden hilft zu wissen, was er früher einmal gewesen ist oder welche Zukunft ihn erwartet. Sie, liebe Leser, leben jetzt und heute, und Sie sollten der Manipulation Ihrer inneren Einstellung durch diese gewinnbringenden Praktiken keine Chance lassen.

So wundersam das auch klingt, Wunder bei unheilbaren Krankheiten finden auch mit Heilsteinen leider nicht statt! Über die Zusammensetzung, Wirkung und Anwendung von Heilsteinen gibt es inzwischen sehr gute und umfangreiche Literatur im Buchhandel. Vielleicht habe ich Sie ja neugierig gemacht.

## Die Homöopathie

Vor zirka zweihundert Jahren machte ein „Zigeunerdoktor" Deutschland unsicher. Er verkaufte vom Planwagen aus selbst gemischte „Zaubermedizin" und konnte sich auf griechisch, lateinisch, französisch, englisch und arabisch mit den Menschen unterhalten. Sein wichtigster Zauberspruch – selbstverständlich auf lateinisch – lautete: „Similia, similibus curentur!" Das heißt übersetzt, Ähnliches sei durch Ähnliches zu heilen!

Die Behandlungsmethode und die Zaubermedizin werden bis auf den heutigen Tag angewendet und in manchen Ärztekreisen sogar als die Medizin der Zukunft angesehen.

Sie haben es vielleicht schon an dem Zauberspruch erkannt, daß es sich hierbei um die Therapieform der Homöopathie handelt, und daß es sich bei dem Zigeunerdoktor um niemand anderen handelte, als um Christian Friedrich Samuel Hahnemann. Er war der Entdecker und Begründer dieser als revolutionär angesehenen medizinischen Behandlungsmethode.

Die Geschichte der Homöopathie beginnt um das Jahr 1775, als der junge Hahnemann damit begann, Medizin zu studieren. Die damals herrschende Lehre, wie Krankheiten zu behandeln wären, widerstrebte ihm zutiefst. Aderlässe, Blutegel, Schröpfköpfe, Abführ- und Brechmittel und die Verabreichung von giftigen Chemikalien fügten dem Menschen mehr Schaden zu, als daß sie halfen. Es war früher wirklich ein Schicksalsschlag, krank zu werden, denn man hat es oft auf Grund einer Arzneimittelvergiftung nicht überlebt.

Diese Erfahrungen waren für Samuel Hahnemann so negativ, daß er sich von der Medizin ganz abwandte, um nicht nach eigenen Worten „Unrecht zu tun". Aber wie das Leben so spielt, und von irgend etwas muß man ja leben, übersetzte er 1790 ein schottisches Arzneimittelbuch. Darin wurde die Behandlung von Malaria mit Chinarinde beschrieben, deren Erfolg aber auf die Bitterstoffe dieser Droge zurückgeführt wurde. Vielleicht konnte Herr Hahnemann in dieser Zeit auch nicht gut einschlafen und hatte in einer kreativen Phase die entscheidende Idee, die dann zur Entwicklung der Homöopathie führte.

Er unternahm Selbstversuche mit Chinarinde und stellte dabei fest, daß er als Gesunder nach der Einnahme dieser Droge die Symptome des Wechselfiebers an sich verspürte. Nach dieser Entdeckung, nämlich daß bestimmte Stoffe wiederum bestimmte Vergiftungsbilder hervorriefen, stellte er die gesamte bis dahin herrschende medizinische Lehre auf den Kopf. Er behauptete, solche Stoffe wären in der Lage, genau diese Krankheiten zu heilen, deren Krankheitsbild mit dem der Vergiftungserscheinungen übereinstimmt. Diese Theorie wurde durch mehrere Versuche an gesunden und kranken Menschen, zu denen übrigens auch etliche damalige Arztkollegen gehörten, untermauert. Wie jeder, der das herrschende Weltbild auf den Kopf gestellt hat, mußte auch er sich ständig gegen Anfeindungen und Angriffe verteidigen. 1825 wurde vor lauter Angst sogar ein Verbot an alle Apotheken in Leipzig erlassen, wonach homöopathische Arzneimittel nicht mehr

*Auch Rinden und Hölzer werden zu homöopathischen Arzneimitteln verarbeitet.*

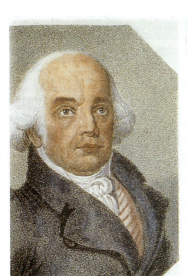
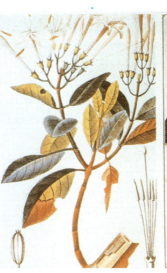
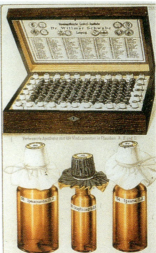

*Die erste homöopathische Reiseapotheke von Samuel Hahnemann. Er experimentierte u.a. mit Chinarinde (Mitte).*

# DIE KRANKHEITEN

*Samuel Hahnemann, der Begründer der Homöopathie*

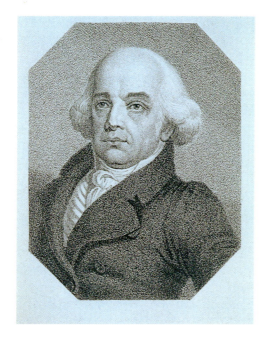

hergestellt und abgegeben werden durften. Aber es nutzte alles nichts, die Homöopathie gewann immer mehr an Boden und ist bis heute eine alternative Behandlungsmethode zur Allopathie, denn so heißt die Therapie mit Gegenmitteln.

Für Samuel Hahnemann war es die Lebenskraft eines Menschen, die aktiviert werden mußte, um gesund zu werden. Er war also einer der ersten, der den Menschen als „Ganzes" angesehen hat.

Sie sehen, er war seiner Zeit eigentlich weit voraus, denn genau das ist es, worum sich die heutige Auffassung der Medizin bemüht. Aufgrund der vielen Anfechtungen war Hahnemann gezwungen, häufig Experimente, Selbstversuche und Fremdversuche durchzuführen und diese akribisch schriftlich festzuhalten. So entstanden die ersten wissenschaftlichen Arzneimittelprüfungen in der Geschichte der Medizin. Heute sind sie Pflicht und eine Selbstverständlichkeit.

Nach diesem kleinen Ausflug in die Historie möchte ich den Inhalt des homöopathischen Gedankens noch etwas näher betrachten.

Eine Krankheit im homöopathischen Sinn wird nicht primär durch Krankheitserreger verursacht, sondern durch eine Störung auf dynamischer Ebene. Die bereits erwähnte Lebenskraft ist beeinträchtigt, und die Symptome sind die Signale dieser Störung. Mit homöopathischen Mitteln soll daher eine Umstimmung der Lebenskraft erreicht werden, das heißt, diese wird wieder verstärkt aktiviert. Daß dabei die Signale des Körpers, der Psyche und des Geistes mit einbezogen werden, ist logisch, aber es war lange nicht selbstverständlich.

Die klassische Homöopathie berücksichtigt demnach den einzelnen Menschen an sich, seine speziellen körperlichen Gegebenheiten, seine Wesensart, seine Lebensenergie und seine Denkweise. Eine Therapie umfaßt daher die gesamte Lebensweise des Patienten.

Diese individuelle Behandlungsmethode setzt eine intensive Befragung des Patienten voraus. Sie umfaßt bis zu hundert Einzelfragen mit dem Ergebnis, daß sich der Kranke selbst näher „kennenlernt" und die Zeichen seines Körpers genauer beobachtet. Es ist oft bereits der erste Schritt der Heilung. Erst nach dieser Sitzung, die übrigens länger geht als 15 Minuten, begibt sich der homöopathische Arzt auf die Suche nach einem geeigneten Mittel, das genau zu den Symptomen des Patienten paßt. Auch das braucht seine Zeit.

Diese sehr individuelle Behandlung erklärt auch, warum immer mehr Menschen die Hilfe der Homöopathie in Anspruch nehmen. Wenn ein homöopathischer Arzt, und ich betone den Begriff „Arzt" besonders, sein Handwerk beherrscht, wird ein solch passendes Mittel, auch „Simile" genannt, weder teuer sein, noch Nebenwirkungen haben oder die Zuhilfenahme technischer Mittel erfordern.

Ich habe gerade zuvor das Wort Arzt

besonders betont, weil es in der Zwischenzeit Heerscharen jener gibt, die sich Heilpraktiker nennen und in erster Linie mit homöopathischen Mitteln arbeiten. Obwohl ich eigentlich ein Mensch bin, der versucht, offen und ehrlich und ohne Vorurteile „durch die Welt zu gehen", habe ich an dieser Ecke ein Problem. Um das Staatsexamen als pharmazeutisch-technische Assistentin ablegen zu können, war die Voraussetzung dafür, vier Semester an einer Berufsfachschule und ein halbes Jahr Praktikum in einer Apotheke zu absolvieren.

Die Ausbildung zum Heilpraktiker kann innerhalb von ein paar Monaten mit einer nicht staatlich anerkannten Prüfung abgeschlossen werden. Ich will nicht den ganzen Berufsstand in Frage stellen, auch hier gibt es viele solide ausgebildete Fachleute.

### Meine eigene Erfahrung

Anfang letzten Jahres fühlte ich mich irgendwie unwohl und erschöpft. Aufgrund einer Empfehlung aus meinem Bekanntenkreis bekam ich einen Termin bei einem Heilpraktiker. Ich wurde nach meinen Lebensverhältnissen, meinen Ernährungsgewohnheiten und ähnlichem gefragt. Soweit so gut, das war in nicht ganz einer halben Stunde erledigt. Sodann führte man mich vor ein Gerät, das meine den Organen zugeordneten Energiepunkte messen sollte. Ergebnis: ich sei ziemlich krank. Flugs wurden auf dieselbe Art noch die notwendigen Arzneimittel bestimmt. Ich erinnere, der klassische homöopathische Arzt arbeitet mit <u>einem</u> Mittel.

Mit schwermütigen Gedanken und einem Rezept über acht Packungen à 10 Ampullen verschiedener Zusammensetzung und 10 Einmalkanülen plus Spritzen in der Tasche, machte ich mich auf den Heimweg.

Meine masochistische Veranlagung ist offenbar zuwenig oder gar nicht ausgebildet, um mir diese Tortur anzutun, was mich dazu veranlaßte, diese Therapie, deren Kosten sich übrigens auf mehrere hundert Mark belaufen hätte, nicht durchzuführen.

Ich habe dann einen mir bekannten Arzt aufgesucht, um mir die Diagnose noch einmal bestätigen zu lassen, mit dem Ergebnis, daß ich zwar echt erschöpft, aber sonst eigentlich ganz gesund wäre. Dieser Zustand war mit einer hohen Dosis Johanniskrautextrakt in Form von Kapseln sehr schnell zu beheben.

Jetzt wissen Sie, warum ich auf den Begriff Arzt einen erhöhten Wert lege.

Und noch eines liegt mir sehr am Herzen. Bei aller im Moment vorherrschenden Euphorie im Zusammenhang mit den Therapiemöglichkeiten der Homöopathie gehören diese in die Hand des Fachmannes! Es gibt in der Zwischenzeit zwar, wie zu allen gesundheitlichen Themen, eine Menge Bücher, die sich mit der Homöopathie für den Hausgebrauch befassen, aber so einfach ist es nun doch nicht. Meiner Meinung nach besteht sogar eher eine Gefahr darin, daß man als wenig oder unerfahrener Homöopath mehr Schaden als Nutzen anrichten kann. Ein Sachverhalt übrigens, der sich genausogut auf mein nächstes Thema übertragen läßt. Es befaßt sich mit der Heilpflanzenkunde.

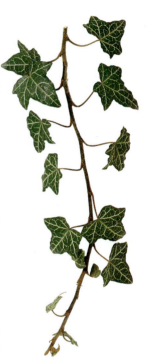

*A*uch Mineralien werden in der Homöopathie verwendet (ganz links Sonnenstein, Mitte oben Labradorit, Mitte unten Opal, rechts Rubin).

## Phytotherapie – Heilpflanzenkunde

Krankheiten werden schon seit Jahrtausenden mit Hilfe von Heilpflanzen behandelt. Es ist die älteste Art der Therapie überhaupt, erst später wurden auch Mineralien mit einbezogen.

Hippokrates, Plinius, Dioskurides, Galenus und nicht zuletzt Hildegard von Bingen sind Namen, die jeder Kräuterfreund schon einmal gehört oder gelesen hat. Sie alle haben das große Thema der Heilpflanzenkunde behandelt und weiterentwickelt. Paracelsus, Sebastian Kneipp und Kräuterpfarrer Künzle dürfen in diesem Zusammenhang ebenfalls nicht vergessen werden.

Aufzeichnungen über die Anwendung von Pflanzen existieren bereits seit dem fünften Jahrtausend vor Christus. Es wird vermutet, daß die ersten Erfahrungen mit Heilkräutern von dem Verhalten kranker Tiere „abgeguckt" wurden, denn Tiere folgten schon immer ihrem Instinkt und suchten von sich aus nach Pflanzen, die ihnen halfen.

Die Naturverbundenheit der früheren Generationen war noch wesentlich stärker ausgeprägt, so daß sie durchaus in der Lage waren, aufgrund von Beobachtungen die Heilwirkung oder auch den Nahrungszweck von Pflanzen zu erkennen. Dieses auf Erfahrung basierende Wissen, auch Empirie genannt, wurde von Generation zu Generation weitergegeben und ergänzt. Obwohl es schon früh Ärzte gab, die nach allen Regeln der medizinischen Kunst arbeiteten, war das Heilwissen der Kräuterweiber und Dorfheiler als bewährte Hilfe im Krankheitsfall, besonders in ländlichen Gegenden, sehr gefragt. Es war schon damals, wie heute, oft eine Frage des Geldbeutels, für welche Art der Therapie man sich entschied.

Eine Kräutersammlerin konnte man auch mit Naturalien bezahlen. Leider wurde vielen von ihnen im Zuge der Hexenverfolgung unter anderem deshalb „ein Strick daraus gedreht". Die Herren Gelehrten fürchteten um ihre Macht über das Volk.

Gott sei Dank haben sich diese Zeiten geändert, und die Therapie mit Heilpflanzen gewinnt, nach heftigen Einbußen nach dem Zweiten Weltkrieg, in den letzten Jahren wieder zusehends an Bedeutung. Ich fühle mich deshalb geehrt, daß ich die Tradition der alten Kräuterhexen, so wie sie bis vor zirka zweihundert Jahren noch lebten und arbeiteten, bis in das nächste Jahrtausend fortführen darf.

Obwohl das Thema „Kräuter", dazu gehören neben den klassischen Heilkräutern auch wieder vermehrt Küchen-, Duft- und Gewürzkräuter, in unzähligen Büchern und Veröffentlichungen behandelt wurde und noch wird, möchte ich doch einige mir als wichtig erscheinende grundlegende Dinge in diesem Zusammenhang klären.

Die Phytotherapie, wie die Heilpflanzenkunde heute genannt wird, ist zu einer Wissenschaft geworden. Das war lange nicht selbstverständlich, weil diese Thera-

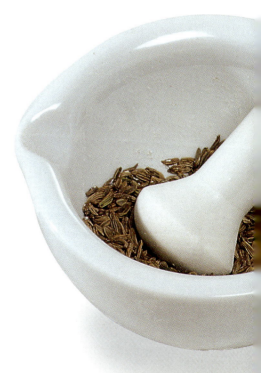

## HEILPFLANZENKUNDE 81

pieform nach wie vor in vielen Bereichen empirisch, das heißt aufgrund von Erfahrung, arbeitet. Ein Grund dafür ist die Tatsache, daß nach wie vor noch nicht alle Zusammenhänge, wie und warum eine Pflanze zum Beispiel wirkt, erforscht sind. Es gibt noch immer Heilerfolge nach der Anwendung von Pflanzen, die zwar erkennbar sind, aber nicht meßbar. Viele Inhaltsstoffe der Heilpflanzen sind bereits analysiert und isoliert, aber die Wirksamkeit der Einzelsubstanz unterscheidet sich wesentlich von der der ganzen Pflanze. Wie der Mensch, so ist auch ein Kraut als „Gesamtkunstwerk" anzusehen. Eine Heilpflanze kann demnach mehrere bekannte und nachweisbare Inhaltsstoffe haben, die zum Teil sogar chemisch identisch hergestellt werden können, die Wirkung wird sich aber dennoch anders zeigen, als wenn ich die ganze Pflanze als Heilmittel einsetze.

Das klingt im ersten Augenblick etwas verwirrend, darum möchte ich Ihnen diesen Zusammenhang am Beispiel Salbei verdeutlichen. Die analysierten Inhaltsstoffe von Salbei sind ätherische Öle. Diese bestehen unter anderem aus Thujon, Cineol und Borneol, außerdem Harz, Kampfer, Salven und einer östrogenen Substanz. Thujon und Cineol sind Einzelsubstanzen, die als solche gewonnen und verarbeitet werden können. Sie werden aber nie die gleiche Heilwirkung der gesamten Salbeipflanze zeigen.

Die wichtigsten Wirkstoffe von Heilpflanzen sind Bitterstoffe, ätherische Öle (sie werden auch als die Seele der Pflanze bezeichnet), Glykoside, Gerbstoffe, Flavonoide, Kieselsäure, Saponine, Schleimstoffe, Mineralien, Spurenelemente und Vitamine. Es würde wie bei den Nährstoffen in der Nahrung zu weit führen, wenn ich die Eigenschaften dieser Wirkstoffe näher beschreibe. Auch hierzu gibt es ein umfangreiches Literaturangebot.

Als Kräuterhexe muß ich sie natürlich kennen, sonst wäre ich nicht in der Lage, Heiltees für die verschiedenen Krankheitsbilder mischen zu können.

Heilpflanzen sind hochwirksame Medikamente, und es ist ein weit verbreiteter Irrtum, natürliche Heilmittel wären harmlos und könnten ohne Bedenken eingesetzt werden. Wenn dem so wäre, könnten sie auch nicht heilen. Der Umgang mit Heilkräutern ist demnach nicht mit drei Büchern und in sechs Wochen zu erlernen. Meine eigene Kräuterhexenerfahrung habe ich mir über den Zeitraum eines Vierteljahrhunderts angeeignet, und ich habe nicht den Eindruck, daß ich schon alles weiß. Der Einsatz von Heilkräutern ist immer dann sinnvoll, wenn es sich um sogenannte Alltagsbeschwerden, wie z.B. Husten, Schnupfen, Heiserkeit, Verdauungs- und Schlafprobleme, Blasen-, Nieren- oder Regelbeschwerden, handelt oder einfach die Entwässerung und der Stoffwechsel unterstützt werden sollen. Die Behandlung mit Heilkräuterzubereitungen bei chronischen Erkrankungen hat sich ebenfalls als nützlich erwiesen. Ich spreche von Heilkräuterzubereitungen deswegen, weil es neben dem Tee, der Teemischung und dem Bad auch die Anwendung in Form des Inhalates, der Einreibung, der Tropfen, Dragees, Säfte, des Arzneiweins und nicht zuletzt die des heilsamen Hexentrankes auf alkoholischer Basis gibt.

*Der rauhe Mörser, ein wichtiges Requisit für die Herstellung pflanzlicher Arzneimittel.*

## Die Krankheiten

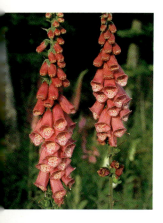
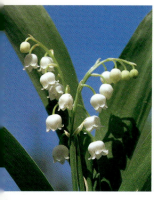
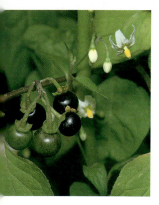

*Fingerhut (ganz oben); Maiglöckchen (Mitte oben); Schwarzer Nachtschatten (oben). Nicht nur aus „harmlosen" Kräutern, sondern auch aus Giftpflanzen werden pflanzliche Heilmittel hergestellt.*

## Auch unsere Heilpflanzen haben ihre Grenzen!

Mit dieser Überschrift möchte ich einen ganz wichtigen Aspekt im Zusammenhang mit der Anwendung von Heilkräutern ansprechen. Als ehrlich arbeitende Kräuterhexe sind mir selbstverständlich auch die Grenzen der Pflanzentherapie bekannt, und ich würde mich zutiefst schämen, wenn ich aus rein wirtschaftlichen Gründen bei meinen Kunden Hoffnungen und Erwartungen wecken würde, die niemals in Erfüllung gehen können.

Es ist menschlich, daß ein schwer- oder sogar unheilbar Kranker nach jedem „Strohhalm greift", der sich ihm seiner Meinung nach bietet. Aber es ist in meinen Augen unmenschlich, ihn mit der Enttäuschung sterben zu lassen, daß gerade bei ihm die Gesundheit aus der Apotheke Gottes nicht geholfen hat.

Oft genug muß ich Rede und Antwort stehen, warum ich mich ausgerechnet Kräuterhexe nenne, denn das hätte doch so einen negativen Beigeschmack. In den Augen des einen oder anderen, der sich mit dem Thema Kräuterhexe nur oberflächlich auskennt, mag das sicherlich zutreffen. Böse Hexen existieren aber nur in den Märchen.

Die echten Kräuterhexen jedoch wurden aufgrund ihrer Menschenliebe, die sich darin äußerte, daß sie anderen mit ihren Fähigkeiten helfen wollten, verbrannt.

Aus diesem Grund kann ich sehr wohl mit der Bezeichnung Kräuterhexe gut leben.

Und als eben solche bediene ich mich auch der Heilkraft der Natur und spreche mit meinen Kräutern. Selbst das Dankgebet oder das Beten überhaupt und seine Heilwirkung sind mir bekannt und werden deshalb praktiziert, wenn dies in der heutigen Zeit auch im Verruf steht, daß es sich nicht mehr „lohnt".

Es ist mir wichtig, praktische Hilfe in Sachen Kräutern all denjenigen zukommen zu lassen, die es selbst einmal mit der Anwendung von Heilpflanzen versuchen wollen. Dazu gehört auch, Informationen darüber zu geben, wie, warum und in welcher Dosierung Heilkräuter wirken, wo sie zu finden sind oder wie man sie selbst anbauen kann.

Aber mindestens genauso wichtig ist es, darüber aufzuklären, wann unbedingt ein Arzt hinzuzuziehen ist. Ich habe ja bereits erwähnt, daß man auch die Grenzen der Therapie mit Heilkräutern kennen muß, um nicht ernsthafte Schäden davonzutragen.

Dies ist dann der Fall,
- wenn während einer Selbstbehandlung Magenschmerzen, Übelkeit und Erbrechen, Durchfall, allergische Hautreaktionen oder Atemnot auftreten.
- wenn die Beschwerden nach drei Tagen nicht merklich zurückgegangen sind oder sich gar verschlimmert haben.
- Bei einer akuten Erkrankung mit hohem Fieber und/oder starken Schmerzen geht auch eine Kräuterhexe schleunigst zum Arzt.

Ich muß ausdrücklich davor warnen, im Fall einer ernsthaften Erkrankung – und sei sie noch so angsteinflößend – eine Therapie ausschließlich mit der Hilfe von Kräutern zu versuchen. Sie können im Höchstfall als Ergänzung zu einer ärztlichen Behandlung hilfreich sein. Hüten Sie sich auch vor sogenannten segensreichen Erfolgsberichten, es ist ein Fanatismus in die falsche Richtung.

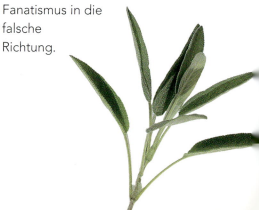

# Tees: etwas von der hohen Kunst der Kräuterhexe

Eine der wichtigsten Aufgaben einer Kräuterhexe besteht auch heute noch darin, sich in der Kunst der Herstellung und Anwendung von Kräutertees zu üben. Ich möchte Sie deshalb an dieser Stelle etwas an meiner Arbeit teilhaben lassen.

Zunächst möchte ich Ihnen die zwei Grundteearten vorstellen: den Frischtee und den Tee aus getrockneten Pflanzenteilen. Der Frischtee wird, wie der Name bereits verrät, aus frisch gepflückten Kräutern zusammengestellt. Grundsätzlich ist dies mit fast allen Heil- oder Würzpflanzen möglich. Die Voraussetzung, um eine harmonische Mischung zu gestalten, ist, daß ich alle von mir verwendeten Kräuter exakt bestimmen kann und auch deren spezifischen Geschmack kenne. Viele Kräuter duften bereits von weitem so, wie sie letztendlich auch schmecken. Zum besseren Kennenlernen ist es sinnvoll, zunächst einmal von jedem Kraut allein einen Teeaufguß zu probieren. Nach und nach kann man sich dann an die eine oder andere Mischung wagen. Ein Tee aus frischen Kräutern wird aber immer aromatischer und feiner schmecken als ein Tee, der sich aus trockenen Bestandteilen zusammensetzt. Er eignet sich daher nicht nur für den Krankheitsfall, sondern auch sehr als Erfrischungsgetränk in gesunden Tagen.

Kräuter, die sich besonders auch für die Zubereitung von Frischtees eignen, sind: Minzen, Rosen, Kamillen, Schafgarben,

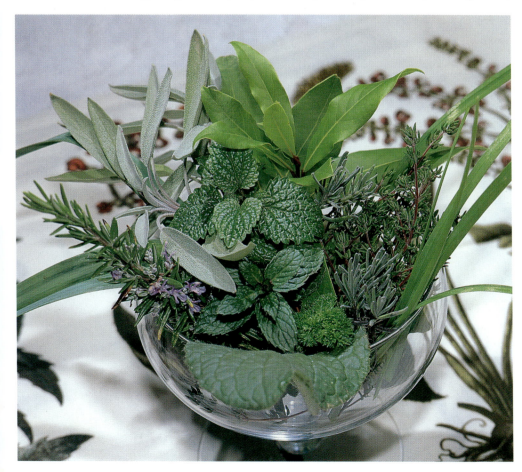

*E*in besonders schöner Heilkräuter-*„Cocktail"*

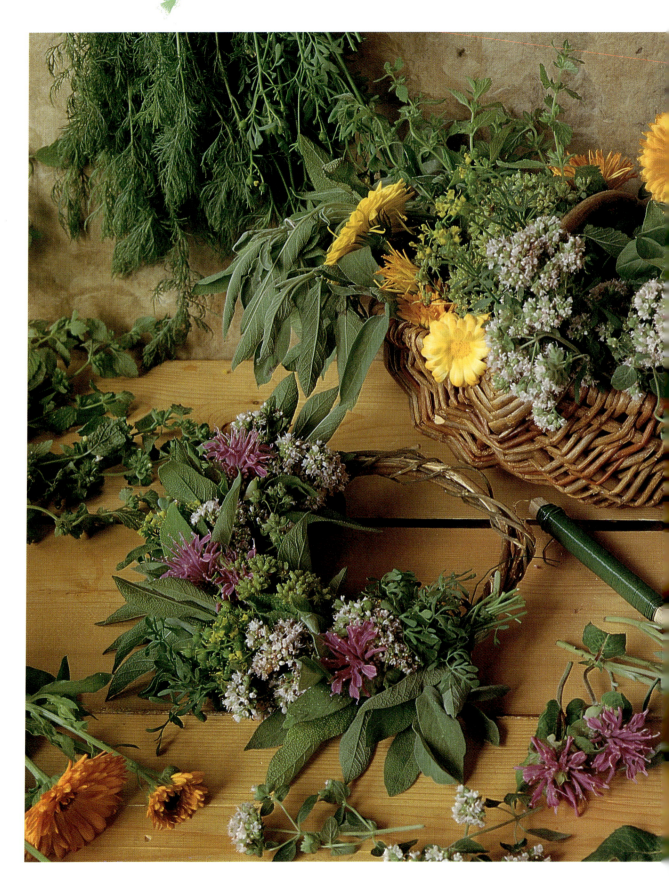

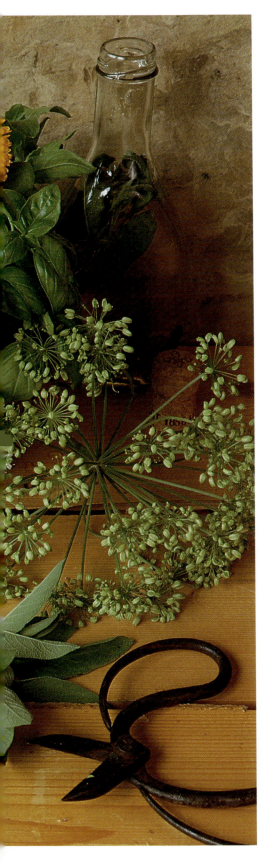

Thymian, Melisse, Salbei, Rosmarin und Verbene. Das ist allerdings nur eine ganz kleine Auswahl. Sie können jeden frisch aufgebrühten Tee, egal ob aus frischen oder trockenen Pflanzen mit Zitronen-, Ananas-, und Orangenscheiben, Himbeeren, Erdbeeren, Rosinen, Zimt und Kardamomkapseln „veredeln". Als Süßungsmittel eignen sich Kandiszucker, Honig oder Rohrzucker.

Der Tee aus getrockneten Kräutern ist die klassische Form für dieses Getränk schlechthin. Das hat verschiedene Gründe. Die Trocknung ist die älteste Form der Nahrungsmittelkonservierung. Nur auf diese Weise war es möglich, Vorräte anzulegen und zu lagern. Besonders im Krankheitsfall, wenn man nicht in der Lage ist, frische Kräuter zu sammeln, kann sich dieser Umstand als äußerst nützlich erweisen. Durch die guten Transport- und Lagermöglichkeiten von getrockneten Heilpflanzen ist es auch möglich, jene Gegenden zu bevorraten, in denen die Kräuter nicht oder nur selten vorkommen.

Achten Sie beim Kauf von Kräutertees unbedingt auf so genannte „laboruntersuchte" Qualität. Nur dadurch ist gewährleistet, daß es sich tatsächlich um einen Tee mit entsprechendem Wirkstoffgehalt, Rückstandsfreiheit und Reinheitsgrad handelt. Um Billigware, deren Herkunft im Dunkeln liegt, sollten Sie einen großen Bogen machen, wenn Ihnen Ihre Gesundheit am Herzen liegt.

Was nun den Geschmack eines Trokkentees betrifft, so ist zu sagen, das dieser durchaus als angenehm empfunden werden kann, wenn einige wichtige Regeln bei der Teezubereitung beachtet werden. Diese möchte ich nachfolgend kurz erläutern.

Ob ein Tee gut, unangenehm oder nach gar nichts mehr schmeckt, kann bereits an der Lagerung liegen. Trockene

## Die Krankheiten

*Salbeiblüten*

Pflanzenteile, zum Teil mit ätherischem Ölgehalt, gehören in dichtschließende und dunkle Gefäße, da sonst die ätherischen Öle „verfliegen" und die Trockensubstanz Feuchtigkeit aus der Luft anzieht, was zu Schimmelbildung führen kann. Offene Kräutertees sollten nur ein Jahr gelagert werden, da anschließend der Wirkstoffgehalt rapide absinkt. Als nächstes ist es besonders wichtig, die genaue Zubereitungsart eines Heiltees zu kennen. Dieser kann als Aufguß, als Abkochung oder als Kaltansatz gebraut werden.

Die wohl bekannteste Art ist der Teeaufguß, der sich auch für die meisten Kräuterarten eignet. Die zerkleinerten Drogen in Form von Blüten, Blättern und Stielen, aber auch die stark zerkleinerten Teile von Wurzeln und Rinden sind dazu geeignet, ihre Heilkräfte durch das Überbrühen mit kochendem Wasser freizusetzen.

Die Abkochung ist dann sinnvoll, wenn die harten Pflanzenstrukturen von Rinden, Wurzeln, Früchten und Samen durch Hitzeeinwirkung aufgebrochen werden müssen, um an den Wirkstoff zu gelangen.

Drogen mit einem hohen Schleimstoffgehalt werden bevorzugt als Kaltansatz zubereitet. Eibisch und Leinsamen werden am Abend mit kaltem Wasser angesetzt und am nächsten Morgen auf Trinktemperatur erwärmt (!) und nicht aufgekocht.

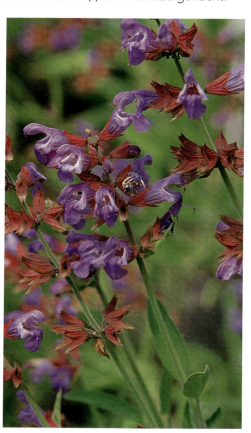

Gleichgültig, für welche Art von Heiltee Sie sich entschließen, er sollte möglichst immer frisch hergestellt werden, da durch langes Warmhalten die Inhaltsstoffe zerstört werden. Einen Teeaufguß läßt man durchschnittlich fünf Minuten ziehen, die Kochzeit für eine Abkochung beträgt ca. 10–15 Minuten, und ein Kaltansatz benötigt ca. vier bis sechs Stunden, um seine Heilkräfte zu entfalten.

### Gesundheitstee

10 g Kamillenblüten
10 g Pfefferminzblätter
10 g Fenchelfrüchte, gestoßen
10 g Anisfrüchte, gestoßen
20 g Thymianblätter
10 g Hagenbuttenschalen
10 g Eibischwurzel
10 g Schlüsselblumenblüten
10 g Rosenblütenblätter

Mischen, 1 EL pro Tasse, 5 Minuten zugedeckt ziehen lassen
Ein äußerst wohlschmeckender Tee, der gleichzeitig zur Vorbeugung vor Erkältungskrankheiten dient.

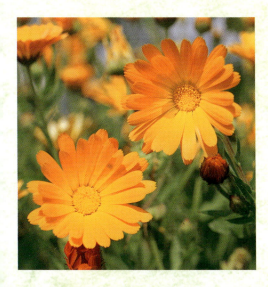

## KINDERTRAUMTEE

*Ringelblumen*

10 g Fenchelfrüchte, gestoßen
10 g Weißdornblüten
20 g Passionsblumenkraut
10 g Hopfenzapfen
20 g Melissenblätter
20 g Baldrianwurzel
40 g Hibiskusblüten
30 g Süßholzwurzeln
Mischen, 1 EL pro Tasse, 5 Minuten zugedeckt ziehen lassen
Dieser beruhigende „Traumtee" wird tiefrot und ist nicht nur für Kinder geeignet.

*Lindenblüte*

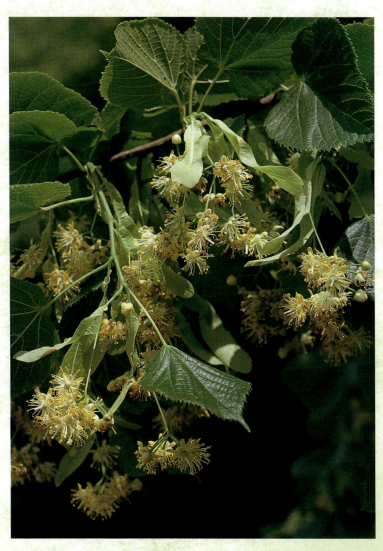

## ZITRONENKRÄUTERTEE

60 g Citronellgras
20 g Verbenenblätter (Aloysia triphylla)
20 g Hibiskusblüten
10 g blaue Malvenblüten
Mischen, 1 EL pro Tasse, 5 Minuten zugedeckt ziehen lassen
Eine zitronige Mischung ohne künstliches Aroma, die auch als Eistee – mit einer Zitronenscheibe dekoriert – hervorragend schmeckt.

## KRÄUTERTEE

10 g Lindenblüten
10 g Ringelblumenblüten
30 g Brombeerblätter
10 g Hagebuttenschalen
20 g Römische Kamille, Blüten
10 g Holunderblüten
10 g Fenchelfrüchte
10 g Waldmeisterkraut
Mischen, 1 EL pro Tasse, 5 Minuten zugedeckt ziehen lassen
Ein „gemütlicher" Kräutertee für jeden Tag.

# Die Krankheiten

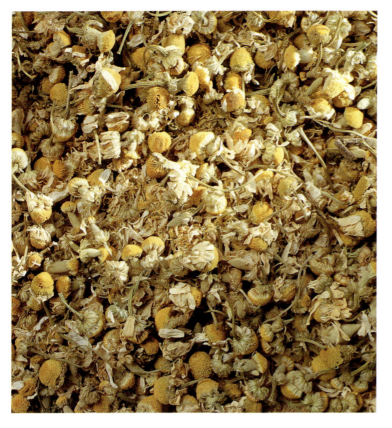

*Echte Kamille (getrocknet) hilft als Tee oder Inhalat bei Hals-Rachen-Entzündungen.*

## Einzelne Krankheiten

Die Erkrankungen, auf die ich jetzt näher eingehen möchte, gehören sozusagen zu den Gebrechen des Alltags, wenn sie nur in leichter Form auftreten. Es ist dann eine Selbstbehandlung mit Heilkräutern zu empfehlen und sinnvoll. Wenn z.B. eine Erkältung früh genug erkannt wird, ist es oftmals möglich, sie bereits dann so zu behandeln, daß sich der Schaden in Grenzen hält.

Ich werde zunächst die möglichen Krankheitsursachen, soweit sie mir bekannt sind, aufzeigen, dann die entsprechenden Heilkräuter beschreiben und am Schluß noch jeweils die Namen der geeigneten Heilsteine erwähnen. Da das Gebiet der Steinheilkunde sehr umfangreich ist, ist es sinnvoll, ein entsprechendes Fachbuch hinzuzuziehen.

## Husten – Schnupfen – Heiserkeit

Erkrankungen der Atemwege sind bekannt, seit es die Menschheit gibt. Sie werden als besonders belastend empfunden, weil Atmen lebensnotwendig ist und jede Beeinträchtigung sich auf das Allgemeinbefinden auswirkt. Durch eine verstopfte Nase, die dadurch entsteht, daß die Nasen-

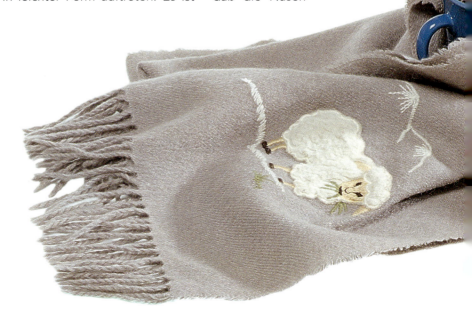

*Die klassischen Erkältungsutensilien. Wärme und ein wohlschmeckender Bronchialtee sind noch immer empfehlenswerte Hausmittel.*

# Husten, Schnupfen, Heiserkeit 89

schleimhaut anschwillt und dies zur vermehrten Sekretbildung führt, bekommen wir nicht genügend Luft bzw. Sauerstoff, was wiederum bedeutet, daß unser Organismus in seinen Funktionen nicht ausreichend unterstützt wird. Das äußert sich in allgemeinem Mißbehagen und kann durchaus der Grund für eine „durchgemachte" Nacht sein. Die oberen Atemwege sind sehr eng miteinander „vernetzt". Das ist der Grund, warum sich eine Infektion durch Bakterien oder Viren schnell ausbreiten kann und dann auch Hals, Rachen und Bronchien befällt. Bei mir kündigt sich ein solcher Infekt meistens dadurch an, daß mir zunächst der „Hals zugeht" und die Stimme heiser wird. Wenn ich Glück habe, kann ich in diesem Stadium ein Ausbreiten der Infektion mit Hilfe meines Hexenhustentees und dem Gurgeln mit ätherischen Ölen verhindern. Gelingt das jedoch nicht, meldet sich spätestens zwei Tage später die Nase als ebenfalls befallen an.

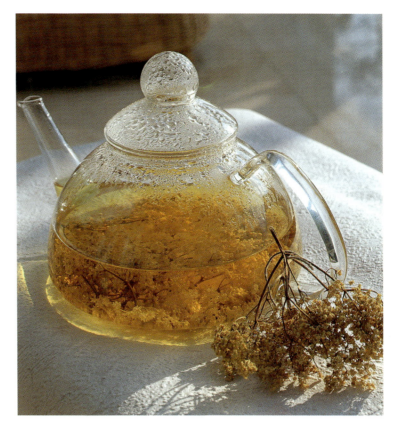

*„Schwitztee"* mit *Holunderblüten.*

Wir haben es mit einem klassischen grippalen Infekt zu tun, wenn das auftretende Fieber sich langsam entwickelt und die Körpertemperatur bei ca. 38,5 Grad Celsius liegt. An eine echte Virusgrippe

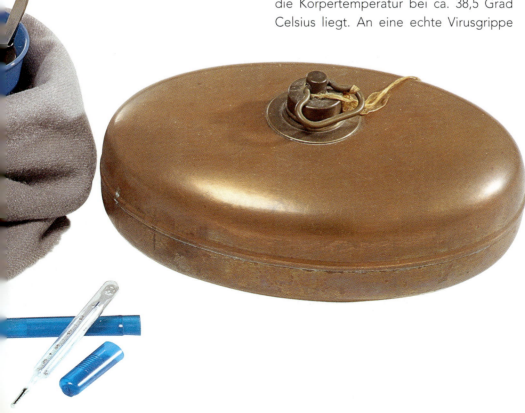

## Die Krankheiten

*Selbst nach einem Sonnentag kann es im Herbst bereits über Nacht gefrieren. Dann müssen wir aufpassen, daß wir uns nicht erkälten (unten).*

*Vitaminreicher Feldsalat (unten rechts) trotzt der Kälte und ist auch im Winter zu ernten.*

muß man dann denken, wenn das Fieber mit hohen Temperaturen rasch ansteigt und Kopf- und Gliederschmerzen, verbunden mit trockenem Husten, auftreten. Dann ist auf jeden Fall der Arzt hinzuziehen, damit weitere Komplikationen wie Herz-Kreislaufprobleme oder eine Lungenentzündung erst gar nicht entstehen können.

Grundsätzlich handelt es sich bei Schnupfen, Husten, Halsschmerzen, grippalen Infekten oder einer echten Virusgrippe um Infektionskrankheiten, die nur ausbrechen können, wenn unsere Immunabwehr gestört ist. Nur dann haben es schädliche Bakterien und Viren leicht, in unserem Körper die Oberhand zu gewinnen. Unser Immunsystem kann durch Unterkühlungen, Streß, nicht ausreichenden Schlaf und allgemeine Erschöpfung, aber z.B. auch durch einen operativen Eingriff oder eine schwere Geburt geschwächt werden. Deshalb ist es wichtig, zunächst seine Lebensführung so zu gestalten, daß das Risiko einer Erkrankung zumindest stark reduziert wird. Warme Kleidung, Bewegung, ausreichend Schlaf und der Abbau von Streßfaktoren ist deshalb außerordentlich wichtig.

Redewendungen wie „Ich habe die Nase voll, ich bin verschnupft (verärgert), die Nase rümpfen, ich belle Euch an (Husten), ich kriege vor Wut keine Luft mehr" weisen auf die möglichen psychischen Ursachen von Infektionen der Atemwege hin. Die innere Ausgeglichenheit eines Menschen, und das betrifft nicht nur die Atemwegserkrankungen, sondern Krankheiten allgemein, ist ein wichtiger Faktor, damit Krankheitserreger entweder keine oder zumindest nur eine geringe Chance haben, sich auszubreiten. Bei Epidemien ist immer wieder zu beobachten, daß bei weitem nicht alle Personen erkranken. Diese Tatsache ist sicherlich nicht nur auf erfolgte Schutzimpfungen zurückzuführen.

An dieser Stelle möchte ich Sie noch etwas näher über die Begleitumstände einer Atemwegserkrankung aufklären. Gründliches Nase putzen und Abhusten sind die einzigen Reinigungsmöglichkei-

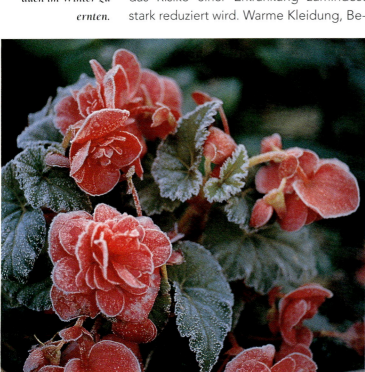
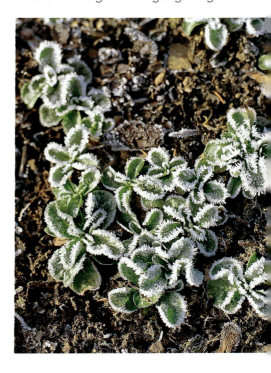

# Husten, Schnupfen, Heiserkeit

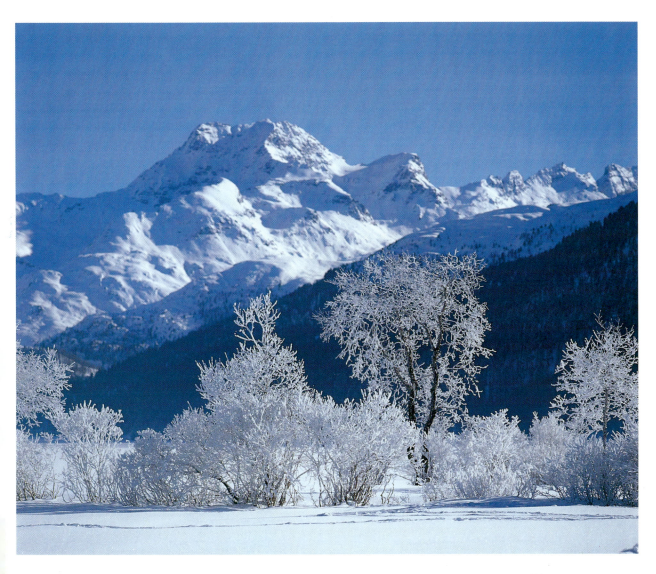

ten für Nase und Bronchien. Auch ein herzhaftes und nicht unterdrücktes Niesen gehört dazu. Mit jeder „Ladung" Schleim, die unseren Körper verläßt, werden Tausende von Bakterien herausbefördert, die so keinen Schaden mehr anrichten können. Es ist also nicht angebracht, diese Vorgänge aus falscher Scham zu unterdrücken, im Gegenteil, es kann sogar gesundheitsschädlich sein. Auch die Einnahme von Husten- und Schnupfenstoppern sollte möglichst unterlassen werden, es sei denn, besondere Situationen wie quälender Hustenreiz in der Nacht oder wichtige geschäftliche Termine lassen es nicht anders zu. Aber auch dann sollte es eine Ausnahme sein. Es ist sinnvoller, mit schleimlösenden Arzneien diesen Vorgang noch zu unterstützen.

Noch ein Wort zum Fieber. Fieber ist eine natürliche Reaktion unseres Körpers und Immunsystems, um mit eingedrungenen Krankheitserregern fertig zu werden, und es sollte aus diesem Grund auch nicht unterdrückt, sondern eher unterstützt werden. Mit einer Ausnahme allerdings: Eine Schwitzkur während einer Virusgrippe belastet den Kreislauf so stark, daß sie oft mit einer Einlieferung ins Krankenhaus endet.

*Durch eine gesunde Lebensweise können wir solche Traumlandschaften auch im Winter ohne Erkältung genießen.*

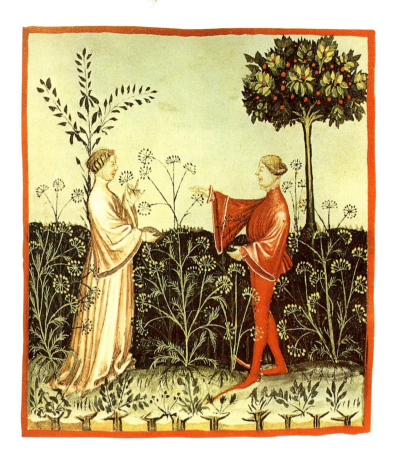

*Eine schöne alte Darstellung von Anis*

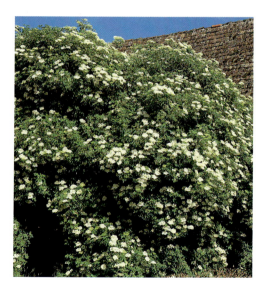

*Die Blüten des Schwarzen Holunders sind als schweißtreibender Tee und unter der Bezeichnung Fliedertee bekannt.*

## Kräuter, die helfen

### Anisfrüchte

Anis ist als Gewürz schon seit Urzeiten bekannt. Es gehört zur Familie der Doldenblütler. Verwendet werden die Früchte. Sie enthalten einen hohen Anteil ätherischer Öle. Diese wirken krampflösend, hustenlindernd und heilend. Ich verwende Anis auch häufig, um Teemischungen zu „aromatisieren". Wichtig ist, daß die Anisfrüchte unmittelbar vor dem Gebrauch angestoßen werden (am besten in einem Mörser).

Das hat zwei Vorteile: Erstens wird das heilkräftige ätherische Öl erst auf diese Weise freigesetzt und kann sofort wirken, die Früchte müßten sonst gekocht werden, um an diesen Hauptwirkstoff zu gelangen. Der zweite Vorteil besteht darin, daß man nur eine Prise Anisfrüchte für eine Tasse Tee benötigt. Das sollten Sie auch bei der Verwendung von Fenchel und Kümmel bedenken.

Anis gehört zu den einjährigen Kräutern und wird jedes Jahr im Frühling neu ausgesät. Besondere Bodenansprüche sind nicht zu berücksichtigen, wohl aber ein vollsonniger Standort.

### Eibischwurzel

Eibisch gehört zu den Malven oder Stockrosen. Alle Malvenarten, auch unsere Wildformen, haben einen hohen Anteil an Schleimstoffen. Diese Schleimstoffe befinden sich sowohl im oberirdischen als auch im unterirdischen Teil der Pflanze. Gerade die Eibischwurzel zeichnet sich einerseits durch einen besonders hohen Schleimstoffgehalt aus und schmeckt darüber hinaus auch noch besonders gut. Die Wurzelteile dieser Pflanze werden in einem entsprechenden Zerkleinerungsgrad in einigen Hustenteemischungen eingesetzt, sie sollten aber bei einem zähen und trockenen Husten pur angewendet werden. Man weicht dazu die Eibischwurzelstücke ca. acht Stunden in kaltem Wasser ein. Danach seiht man ab und erwärmt auf Trinktemperatur. Mit Honig gesüßt ist dies ein wohlschmeckender Hustenlöser.

# Husten, Schnupfen, Heiserkeit

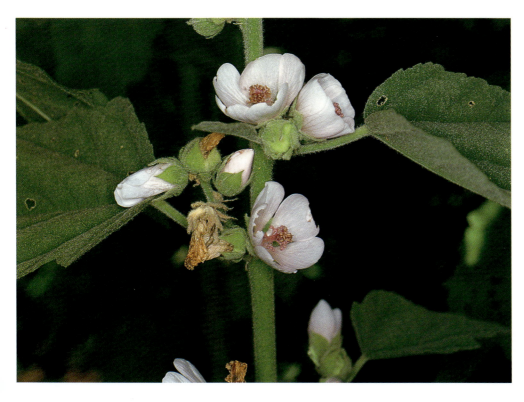

Die Wurzeln dieses Malvengewächses mit dem Namen Eibisch sind wichtig für schleimlösende Teemischungen.

Das Wirkungsprinzip besteht darin, daß die gereizten Schleimhäute beruhigt und das Schleimvolumen in den Bronchien vergrößert wird. Der dadurch entstehende Hustenreiz löst somit den festsitzenden Schleim aus den Atemwegen, so daß dieser abgehustet werden kann. Eibisch ist eine Staude, die im Garten angebaut werden muß, da es außer verschiedenen Malvenarten keine Wildform davon gibt.

**Holunderblüten**

Eine der Anwendungen aus der „lebendigen Hausapotheke" Holunder ist der Holunderblüten- oder Fliedertee. Die Blütendolden dieses Strauches werden im Mai/Juni geerntet und getrocknet. Ein Tee daraus wirkt schweißtreibend, wassertreibend und blutreinigend. Er steigert die Abwehrkräfte und eignet sich deshalb auch zur Vorbeugung von Erkältungskrankheiten. Ab und zu ein Täßchen Holunderblütentee kann somit auch als Gesundheitsvorsorge dienen. Wer ihn pur nicht mag, kann jederzeit eine Hauskräutermischung damit anreichern.

Der Holunder kommt verbreitet wild vor, kann aber auch, so wie früher, als Hausbaum gepflanzt werden.

## ERKÄLTUNGSTEE

20 g Eibischwurzel
10 g Fenchelfrüchte
20 g Thymianblätter
20 g Holunderblüten
20 g Lindenblüten

Mischen, 1 EL pro Tasse, 5 Minuten zugedeckt ziehen lassen

Dieser schweißtreibende und schleimlösende Tee ist zur Unterstützung bei allen Erkältungskrankheiten, jedoch nicht für die Anwendung bei einer echten Virusgrippe geeignet.

# Die Krankheiten

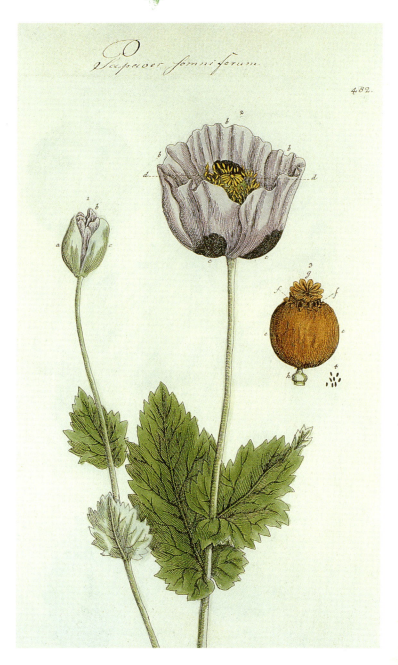

*Die „Milch" des Schlafmohns dient als Rohstoff für die Produktion starker Schmerzmittel.*

ben dann tief geschlafen und keinen Mucks mehr von sich gegeben.

Doch was haben Klatschmohnblüten mit Husten zu tun? Nun, die beruhigenden Inhaltsstoffe kommen in der ganzen Pflanze verteilt vor, eine Hustenteemischung mit Klatschmohnblüten wirkt daher leicht beruhigend ohne jedoch den Hustenreiz ganz zu unterdrücken, und das wird nach meiner Erfahrung als sehr wohltuend empfunden. Die Klatschmohnblütenernte gestaltet sich jedoch schwierig. Obwohl diese Pflanze sehr verbreitet wild vorkommt, gibt es nur wenige Stellen, die unbelastet sind von Spritzungen, Düngungen und Abgasen. Außerdem müssen die Blüten unmittelbar vor dem Öffnen geerntet werden, um Wirkstoff und Farbe zu behalten. Es ist daher sinnvoll, ihn entweder im Garten auszusäen oder fertig getrocknete Blüten in der Apotheke zu besorgen. Der Apotheker wird Sie dann auch auf die Höchstdosis aufmerksam machen, denn auch diese ist unbedingt zu berücksichtigen.

### Klatschmohnblüten

Sie kennen vielleicht die beruhigende Wirkung von Mohnsamen. Die nach dem Anritzen der Mohnkapseln des Schlafmohns austretende „Milch" ist die Grundsubstanz für die Opiumgewinnung. Früher gab man Säuglingen, die beim Verrichten der Feldarbeit „störten", Mohnsamen als Tee, oder in ein Mullsäckchen eingebunden, als Schnuller. Die lieben Kleinen ha-

## BRONCHIALTEE

20 g Thymianblätter
10 g Eibischwurzel
20 g Spitzwegerichkraut
10 g Schlüsselblumenblüten
10 g Anisfrüchte
20 g Salbeiblätter
10 g Klatschmohnblüten

Mischen, 1 EL pro Tasse, 5 Minuten zugedeckt ziehen lassen

Ein Tee, dessen Heilwirkung besonders bei einem festsitzenden Husten zur Geltung kommt.

# HUSTEN, SCHNUPFEN, HEISERKEIT

## Lindenblüten

Weniger riskant, aber auch wohlschmeckender und wohlriechender sind Lindenblüten. Lindenblütentee hat ebenfalls eine beruhigende und krampflösende Wirkung, wird im Zusammenhang mit Erkältungskrankheiten aber wie die Holunderblüten als schweißtreibender Tee eingesetzt.

Die Lindenblüten werden im Juni, kurz nach dem Aufblühen, geerntet und rasch und schonend getrocknet.

Lindenbäume galten früher als heilig. Sie waren Frigga der Göttin des häuslichen Glückes und der Liebe gewidmet, unter ihnen wurde Gericht gehalten oder man versammelte sich zu Tanz und Spiel. So ist der Ursprung der Dorflinde zu erklären, die immer an einem dafür prädestinierten Platz gepflanzt wurde. Viele Orts- und Straßennamen sowie Plätze und Gasthäuser, die nach diesem Baum benannt sind, lassen die besondere Hochachtung und Wichtigkeit erkennen.

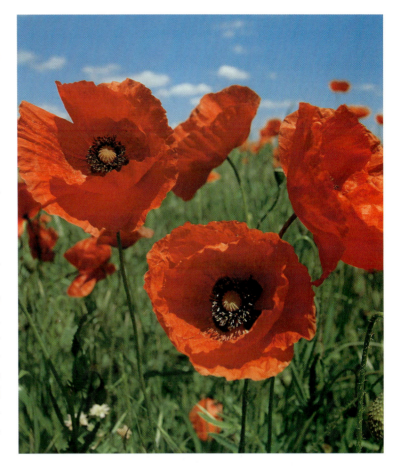

## Salbeiblätter

Was wäre ein rechter Husten- oder Erkältungstee ohne Salbei? Nicht viel, denn es würde eine wichtige zusammenziehende und antiseptische Wirkung fehlen. Wenn Sie unangenehme Erinnerungen in Zusammenhang mit Salbei und Angina oder Halsschmerzen haben, so können Sie diese durch Thujon, Harz, Gerb- und Bitterstoffe ausgelöste negative Erfahrung umgehen, indem Sie auch hier auf eine Teemischung zurückgreifen. Fünf bis zehn Tropfen reines ätherisches Salbeiöl mit einem halben Glas Wasser verdünnt, ergibt ein äußerst wirksames Gurgelmittel.

Der Echte oder Gartensalbei stammt aus der Mittelmeerregion und kommt bei uns nicht wild vor. Er muß demnach im Garten angebaut werden und benötigt einen sonnigen Standort mit trockenem und durchlässigem Boden. Salbeiblätter können das ganze Jahr hindurch, oft sogar im Winter, frisch geerntet werden.

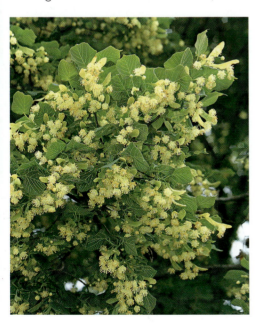

*Klatschmohnblüten besitzen eine leicht sedierende Wirkung bei Reizhusten.*

*Auch Lindenblüten zählen zu den schweißtreibenden Drogen.*

# DIE KRANKHEITEN

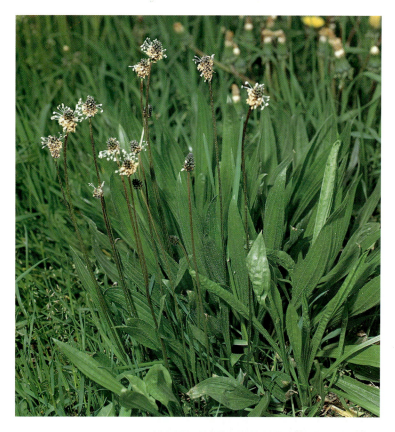

## Spitzwegerichblätter

Manche Kräuter findet man auf der ganzen Welt. Dazu gehören mit Sicherheit alle Wegeriche. Der Spitzwegerich, auch Heilwegerich oder Wundwegerich genannt, ist ein besonders heilkräftiger Vertreter dieser Familie. Die Heilsubstanzen dieses Krautes sind Schleimstoffe, Bitterstoffe, Kieselsäure und Aucubin. Er wirkt daher schleimlösend, wundheilend und antibiotisch. Spitzwegerichtee mit Honig oder ein Spitzwegerichsirup sind ausgezeichnete Hustenmittel, die gehackten oder zerquetschten Blätter ergeben durch die antibiotischen Inhaltsstoffe einen wirkungsvollen Wundumschlag.

## Garten-Thymian

Hätten Sie gedacht, daß unser altbekannter Thymian auf eine vieltausendjährige Karriere zurückblicken kann? Bereits die Ägypter, Griechen und Römer benutz-

*Thymian (rechts), Spitzwegerich (oben) und Salbei (Seite 97) sind die drei Bestandteile meines Hexen-Husten-Tees, dessen Heilwirkung sich besonders unmittelbar nach dem „Anflug" einer Erkältung entfaltet.*

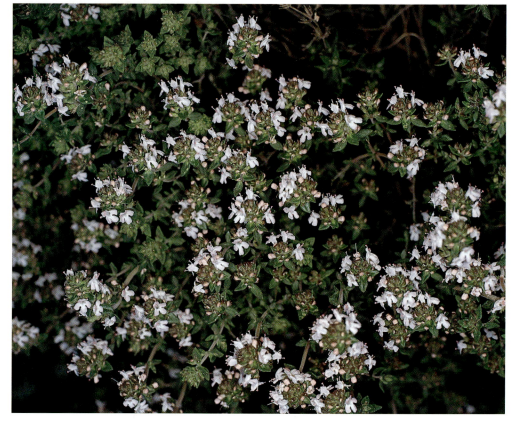

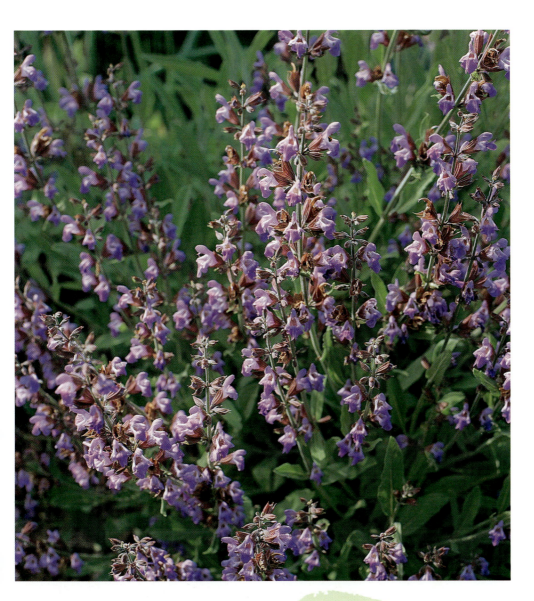

ten diese stark würzig riechende und schmeckende Pflanze. Thymian ist neben dem Salbei eines der wichtigsten desinfizierenden und heilenden Kräuter. Eine Gurgelmischung, bestehend aus 10 Tropfen ätherischem Thymianöl und 10 Tropfen ätherischem Salbeiöl mit einem halben Glas Wasser verdünnt, kann Bakterien im Hals-Rachenraum in Sekundenschnelle abtöten. Thymian kommt in den Mittelmeerländern verbreitet wild vor, er muß bei uns jedoch angebaut werden. Es ist auf einen trockenen vollsonnigen Standort zu achten.

## INHALIERKRÄUTERMISCHUNG

50 g Salbeiblätter
50 g Thymianblätter
50 g Kamillenblüten
50 g Lindenblüten

Pro Inhalation 50 g mit 250 ml kochendem Wasser übergießen.

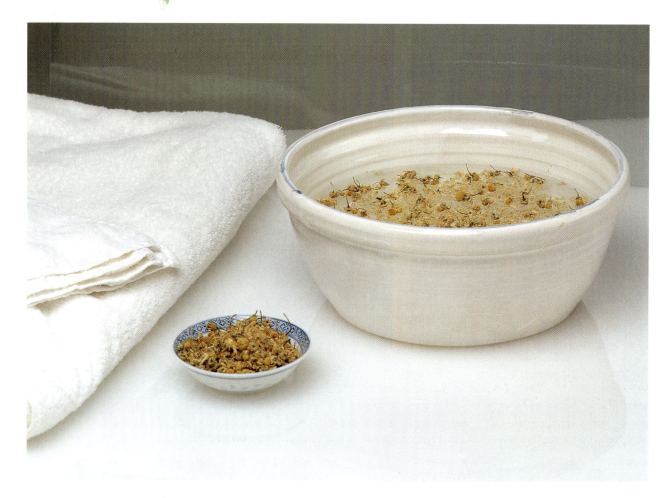

*Ein Kamillendampf nach Art der Großmutter hat auch heute noch eine wohltuende und befreiende Wirkung.*

**Was ich sonst noch tun kann**

Der gute alte Kamillendampf, so wie ihn unsere Großmütter schon angewendet haben, ist vielleicht etwas in Vergessenheit geraten. Seine Anwendung ist aber nach wie vor bei den durch eine Erkältung überreizten oder gar wunden Schleimhäuten in Nase, Hals und Rachen zu empfehlen. Die Heilstoffe der Kamille, besonders das blaue ätherische Öl Chamazulen, können auf diese Art und Weise tief im Nasen- und Rachenraum ihre entzündungshemmende und antibakterielle Wirkung entfalten. Fertigprodukte auf der Basis von Eukalyptusöl, Pfefferminzöl und Kampfer sollten bei überreizten Schleimhäuten vermieden werden, da sie die Situation eher verschlimmern. Nur bei einer verstopften Nase ist es sinnvoll, sich mit solchen Zubereitungen Erleichterung zu verschaffen.

Eine weitere und äußerst wohltuende Anwendung im Falle einer Erkältung ist das Vollbad. Die Wärme und das Einatmen von ätherischen Ölen wie Thymianöl, Eukalyptusöl, Teebaumöl oder Salbeiöl tragen ebenfalls ihren Teil dazu bei, daß die Erkrankung schneller überwunden wird. Und noch eines ist absolut wichtig: Ruhe und Ausruhen. Gönnen Sie Ihrem Körper, was er verlangt, denn daß Sie ihn überfordert haben, beweist der Ausbruch einer Krankheit. Sie können, ohne ein schlechtes Gewissen haben zu müssen, durchaus einmal drei Tage im Bett zubringen. Ihr Organismus wird sich mit einer schnelleren Genesung dafür bedanken. Aber auch Ihr Arbeitgeber oder Ihre Familie freut sich darüber, wenn Sie Ihren grippalen Infekt auf diese Art und Weise in relativ kurzer Zeit überwunden haben und Sie sich wieder fit und wohl fühlen.

## Heilsteine, die besonders bei Erkrankungen der Atmungsorgane weiterhelfen

**Blauer Chalcedon:** Er heilt Atemwegserkrankungen und führt zu einer Regeneration der Schleimhäute, er kühlt bei Fieber und regt das Immunsystem an. Dendriten-Chalcedon ist besonders wirksam bei Atemwegserkrankungen als Folge des Rauchens.

**Heliotrop:** Als immunstärkender Stein ist er besonders bei akuten Infektionen zu empfehlen, da er gleichzeitig entgiftend wirkt.

**Moosachat:** Der klassische „Erkältungsstein" wirkt immunstärkend, fiebersenkend, entzündungshemmend, schleimbildend und hilft bei Lymphknotenschwellungen.

**Rutilquarz:** Besonders bei Atemwegserkrankungen, wie z.B. einer chronischen Bronchitis, zu empfehlen. Löst Beklemmungen physischer und psychischer Art.

**Smaragd:** Heilt besonders Entzündungen der Nebenhöhlen und der oberen Atemwege, er wirkt entgiftend, stärkt ebenfalls das Immunsystem und fördert die Genesung von Infektionskrankheiten.

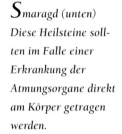

*Rutilquarz (links) und Heliotrop (rechts)*

*Smaragd (unten) Diese Heilsteine sollten im Falle einer Erkrankung der Atmungsorgane direkt am Körper getragen werden.*

*Blauer Chalcedon (links unten)*

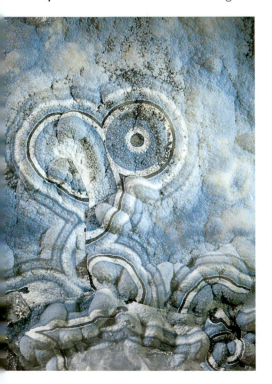

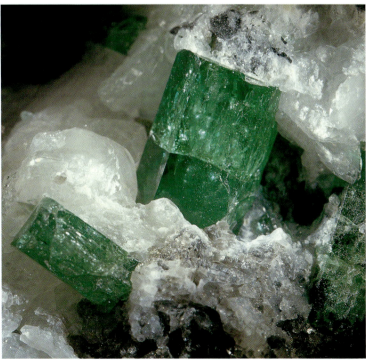

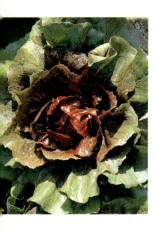

*Durch seinen hohen Anteil an Bitterstoffen ist Radicchiosalat sehr gut dazu geeignet, die Verdauung zu unterstützen.*

## Magen – Leber – Galle – Darm

Ich habe bereits im Kapitel Ernährung das Zusammenspiel unserer Verdauungsorgane angesprochen und erklärt, wie schnell es vorkommen kann, daß dieses System gestört wird. Das häufigste Mißbehagen bei einer Störung des Verdauungssystems ist das schon von Kindesbeinen an bekannte Bauchweh. In ganz jungen Jahren wird besonders häufig über Bauchschmerzen geklagt, weil der junge Organismus sich mit diesem Begleitsymptom manifestiert. Gerade bei einem Säugling kommen Verdauungsstörungen mit kolikartigen Schmerzen häufig vor, sie verlieren sich jedoch mit zunehmendem Alter, weil sich das Verdauungssystem eingespielt hat.

Anders sieht es in der Welt der Heranwachsenden und Erwachsenen aus. Bauchschmerzen und eventuell hinzukommende Symptome wie Völlegefühl, Übelkeit, Erbrechen, Sodbrennen, Blähungen, Durchfall oder Verstopfung sind oft die Folge einer Entgleisung der Verdauungsvorgänge.

„Lieber den Magen verrenken, als dem Wirt was schenken" oder „Ein Nachtisch paßt immer noch", sind zwei Redewendungen, die durchaus Bauchschmerzen verursachen können. Man mutet seinem Magen einfach zuviel zu. Wenn das Essen dann noch zu fett oder vielleicht sogar verdorben ist, hinuntergeschlungen wird und kein Unterschied zwischen kalt und warm gemacht wird, brauchen wir uns über ein Unwohlsein nicht zu beklagen. Dies ist ein sehr vordergründiges und gut erkennbares Beispiel für falsches Verhalten bei der Nahrungsaufnahme.

Es fragt sich nur, warum manche Menschen einfach weiteressen, obwohl sie schon längst satt sind. Als Ersatzbefriedigung wie Psychoanalytiker herausgefunden haben! Essen ist ein mit Lust und anschließender Befriedigung verbundener Vorgang und kann auf diese Weise einen verlorenen Lebenssinn oder unterdrücktes sexuelles Verlangen kompensieren. Man füllt seine psychische Leere mit opulentem Essen auf, um wenigstens so das Gefühl der Zufriedenheit zu erzeugen.

Akute Verdauungsstörungen und Gallenprobleme waren besonders in den Jahren nach dem Krieg, zur Zeit des Wiederaufbaus, ein weit verbreitetes Übel. Man wollte offensichtlich alles nachholen, was sich dann auch in der so genannten „Freßwelle" manifestierte.

Eine Veränderung in unserem Geschmacksempfinden hat dazu geführt, daß fast alle Bitterstoffe aus unseren Nahrungsmitteln eliminiert wurden.

Gemüse und Salate, die Hauptlieferanten dieser für unsere Verdauung absolut wichtigen Inhaltsstoffe, werden bitterfrei gezüchtet. Etwas strenger schmeckende Obstarten werden gemieden und selbst einen Kräutertee trinkt man eher im Krankheitsfall. Le-

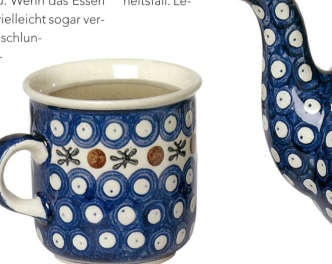

*Eine gute Tasse Magentee hat schon so manchen bösen Geist aus dem Bauch vertrieben.*

ber- und Gallenprobleme sind der Preis, den wir dafür bezahlen müssen, denn Bitterstoffe unterstützen die Bildung von Verdauungssäften.

Probleme mit Magen, Leber, Galle und Darm haben aber auch oft diejenigen unter uns, denen alles „auf den Magen schlägt", die „alles in sich hineinfressen", und damit ist nicht nur Nahrung gemeint, auch diejenigen, denen manchmal „etwas über die Leber kriecht" oder denen „die Galle überläuft". Manche finden auch alles nur zum Kotzen.

Vermeintlich unlösbare Konflikte werden oft mit einer „Durchhalteparole" abgetan, das heißt, obwohl mich etwas stört, kann ich mich nicht „gehenlassen". Menschen mit einem solchen Denkschema leiden bestimmt häufig an Verstopfung.

Sie sehen, die psychologische Komponente von Verdauungsstörungen ist nicht unerheblich. Doch möchte ich noch einmal auf die Bagatelle Bauchweh zurückkommen. Es kann nämlich durchaus der Fall sein, daß es sich gar nicht um eine solche handelt, sondern daß es sich um die Anzeichen einer schweren Erkrankung handelt. Daher gilt es sofort einen Arzt zu rufen, wenn

## LEBER-GALLE-TEE

40 g Löwenzahnkraut
20 g Mariendistelkraut
20 g Gänseblümchenblüten
10 g Rosmarinnadeln
10 g Kamillenblüten

Mischen, 1 EL pro Tassen, 5 Minuten bedeckt ziehen lassen
Ein Tee zur Unterstützung und Entgiftung von Leber und Galle; auch bei Verdauungsstörungen zu empfehlen.

## MAGENTEE

30 g Kamillenblüten
10 g Wermutblätter
10 g Anisfrüchte
10 g Fenchelfrüchte
20 g Johanniskraut
20 g Melissenblätter

Mischen, 1 EL pro Tasse, 5 Minuten bedeckt ziehen lassen

- die Bauchschmerzen plötzlich wie aus heiterem Himmel kommen, heftig und mit Erbrechen verbunden sind.
- ein starkes Blähungsgefühl, Fieber und keuchender Atem auftritt.
- Schmerzen bis in den rechten Schulterbereich ausstrahlen und sich die Haut und Augen gelb färben.
- bei anhaltendem heftigen Erbrechen mit Durchfall oder wenn Erbrochenes rot oder braunschwarz gefärbt ist.
- länger anhaltender Durchfall mit Fieber, Gliederschmerzen oder Blutbeimengungen verbunden ist.
- die Verdauungsbeschwerden generell nicht nach ein bis zwei Tagen besser sind.

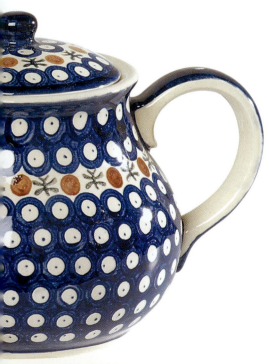

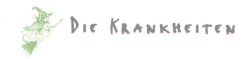

# Die Krankheiten

## Kräuter, die helfen

### Kamillenblüten

Eine Magenverstimmung und Kamillentee gehören zusammen wie der Wind und das Meer. Die heilkräftige Wirkung habe ich bereits bei den Atemwegserkrankungen beschrieben. Kamillentee wirkt beruhigend auf entzündete Magenschleimhäute und sollte generell nur als Medizin getrunken werden. Früher konnte man Kamille bedenkenlos und in ausreichenden Mengen wild sammeln. Das ist heute bis auf ganz wenige Stellen, die unbelastet sind, nicht mehr möglich. Auch die Garantie, daß genügend wirksame Inhaltsstoffe vorliegen, haben Sie nur bei Apothekenware. Alle Kräuter, die in Apotheken abgegeben werden, müssen den Vorschriften der gebräuchlichen Arzneibücher entsprechen. Das bedeutet, daß sowohl der Wirkstoffgehalt, wie auch die Rückstandsfreiheit von belastenden Stoffen gewährleistet ist. Deshalb sind sie auch etwas teurer, aber unsere Gesundheit sollte uns das wert sein.

### Schafgarbenblüten

Nun gibt es aber eine ganze Reihe Menschen, bei denen sich die erwartete Heilwirkung der Kamille genau gegenteilig auswirkt. Das bedeutet, daß schon der Geruch und die Vorstellung von einer Tasse Kamillentee einen Brechreiz erst recht provozieren. Diesen Umstand kann man sich zu nutzen machen, wenn man etwas Verdorbenes gegessen hat und es schleunigst wieder loswerden will. Aber das ist nicht die Regel, denn ein Tee sollte in erster Linie wohltun.

Es ist tatsächlich erwiesen, daß die Inhaltsstoffe der Kamille bei empfindlichen Menschen auch zu Magenschleimhautreizungen führen können. In einem solchen Fall lohnt sich dann einmal der Versuch mit Schafgarbenblütentee. Schafgarbe gehört wie Fenchel zu den klassischen Bauchwehkräutern. Sie hat ähnliche Inhaltsstoffe wie die Kamille, besitzt aber darüber hinaus noch Bitterstoffe, Gerbstoffe, Harz, Asparagin und Cholin. Schafgarbe wirkt desinfizierend, krampflösend, entzündungslindernd, auch blutungsstillend und ist ein aromatisches Bitterkraut, das heißt, diese wirkt auch wohltuend auf den Magen-Darmbereich.

Schafgarbe kommt verbreitet wild vor und kann im Kräutergarten auf leichten, eher trockenen Böden angesiedelt werden. Bei meinen Kräuterwanderungen er-

*Pfefferminze (ganz rechts) und Schafgarbe (rechts) ergeben einen würzig schmeckenden Magentee.*

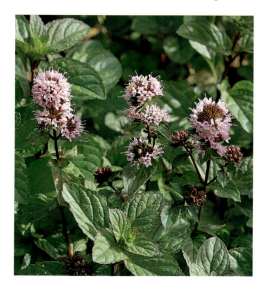

MAGEN, LEBER, GALLE, DARM 103

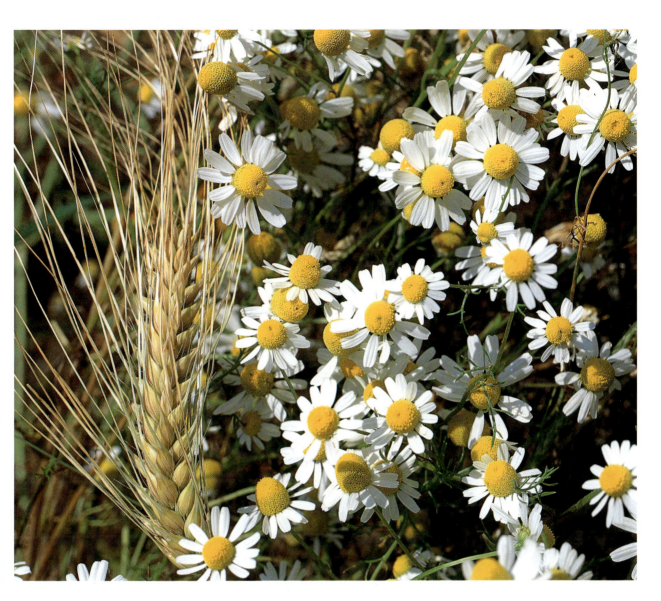

staunt es mich allerdings immer wieder, wie wenig bekannt diese äußerst wertvolle Heilpflanze ist.

**Pfefferminze**

Bei Übelkeit, Blähungen und Krämpfen hat schon so manchem Zeitgenossen eine Tasse Pfefferminztee weitergeholfen. Ätherische Öle wie Menthol, Gerb- und Bitterstoffe sind die heilkräftigen Wirkstoffe dieser Pflanze, die übrigens aus einer Heirat zwischen Krauseminze und Bachminze hervorgegangen ist. So gut ein eisgekühlter Pfefferminztee im Sommer oder ein heißer Aufguß im Winter auch schmeckt, er ist ein Heiltee und sollte so angewendet werden.

Ich erinnere mich noch oft daran, wie ich als Kind in der Apotheke zur Erfrischung Pfefferminzplätzchen geschenkt bekam. Während meiner Apothekenzeit durfte ich sie dann kilogrammweise selbst herstellen. Aufkommende Übelkeit oder Brechreiz kann übrigens mit diesen, von manchen Menschen aufgrund ihres Zuckergehaltes verpönten Plätzchen erfolgreich behandelt werden, denn beides kann durch Unterzucker im Blut oder aufgrund einer Kreislaufschwäche ausgelöst werden.

*Obwohl viele Menschen die Heilwirkung der Kamille kennen, so wird sie doch von manchen nicht vertragen.*

# Die Krankheiten

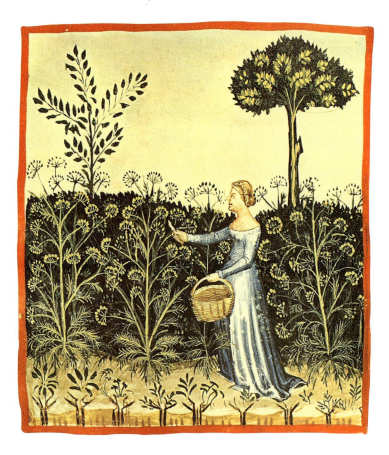

*Eine alte Illustration der Fenchelernte*

*Kümmel kann, als Tee getrunken oder als Gewürz für schwer verdauliche Speisen verwendet werden.*

„Wenn's oben juckt und unten beißt, nimm K...- Melissengeist." Diese alkoholische Zubereitung ist aber nach wie vor auch in anderen Bereichen wohltuend.

Die Melisse ist eine klassische Kräutergartenstaude und vermehrt sich, einmal angepflanzt, willig von selbst. Das hat schon so manchen Kräutergärtner dazu veranlaßt, ganz entfernt an ein Unkraut zu denken. Bei dem Versuch, durch Trocknen der Masse Herr zu werden und sie später als Tee oder als Badezusatz zu verwenden, gibt es immer wieder enttäuschte Gesichter, denn nach einigen Tagen hat man nur noch Heu und nichts riecht mehr nach Zitrone. Das ist völlig normal, denn das ätherische Melissenöl ist rasch flüchtig. Hier lohnt es sich eher, Melissenblätter einzufrieren. Sie können dann selbst im Winter duftenden Melissentee mit Pfefferminze und Kamille bei einer Magenverstimmung genießen.

### Melissenblätter

Sie entfalten ihre wohltuende, beruhigende und krampflösende Wirkung besonders im Fall eines Streßmagens. Ich meine damit vor allem die Kandidaten, denen familiäre oder berufliche Belastungen „auf den Magen schlagen". Durch ätherische Öle duftet und schmeckt diese Pflanze angenehm nach Zitrone und beruhigt damit überreizte Nerven und Herzbeschwerden, wirkt krampflösend, aufheiternd und schenkt einen entspannten Schlaf. Sie kennen vielleicht den Spruch:

### Kümmel und Fenchel

Wie Anis gehören auch Kümmel und Fenchel zu den Doldenblütlern. Sie haben sich aufgrund ihrer Inhaltsstoffe wie ätherische Öle, Gerbstoffe, Zucker, Harze und fette Öle einen guten Ruf als krampf- und blähungslösende Kräuter geschaffen. Beide gehören ebenfalls wie Anis zu den „Urgewürzen" und werden schon seit Jahrtausenden zu Heil- und Würzzwecken eingesetzt.

### Wermut

Wenn Sie jetzt ein inbrünstiges „Wermut – Nein danke!" von sich geben, so bedeutet das auf der einen Seite, daß Sie schon Erfahrung mit dieser Heilpflanze haben, auf der anderen Seite bedeutet es aber, daß es Ihnen offensichtlich gut geht. Als klassisches Bitterkraut entfaltet Wermut seine Heilkräfte bei Beschwerden, die auf zu reichliches und zu fettes Essen und

# Magen, Leber, Galle, Darm 105

den damit verbundenen Stauungen im Leber-Gallebereich zurückzuführen sind. Wenn Ihnen also so übel ist, daß Sie am liebsten „sterben" möchten, ist Wermuttee angesagt. Sie werden feststellen, wenn Sie sich zum ersten Schluck überwunden haben, ist es gar nicht mehr so schlimm und Sie fühlen sich schnell wieder in der Lage, „Bäume ausreißen zu können". So merkwürdig es auch klingt, Wermut gehört zu den abhängig machenden Drogen. Deshalb sollten Sie es bei einer Tasse Tee oder einem Gläschen Wermutwein oder -schnaps belassen. Regelmäßiger Genuß in größeren Mengen kann außerdem zu Gehirnschäden führen.

Die gallefördernde Wirkung von Wermut war offensichtlich bereits im Mittelalter bekannt, denn in jenen Zeiten wurde er „zornigen und bösen, gallsüchtigen Weibern" verabreicht.

Der weitverbreitet wild vorkommende Beifuß ist übrigens der etwas mildere Bruder des Wermuts. Dieser muß jedoch im Garten angebaut werden und übt dort einen ungünstigen Einfluß auf die anderen Pflanzen aus. Er benötigt also einen extra Platz.

Bezüglich der läuseabwehrenden Wirkung der Wermutbrühe, so wie sie im biologischen Gartenbau empfohlen wird, kommen mir jedoch leise Zweifel, denn meine beiden Wermutstauden im Kräuterhexengarten waren im letzten Jahr „schwarz" von Läusen!

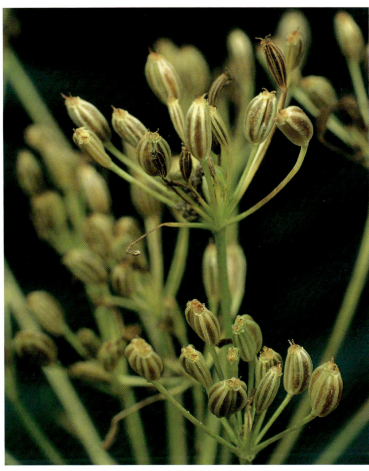

**K**ümmel

*Foeniculum vulgare*

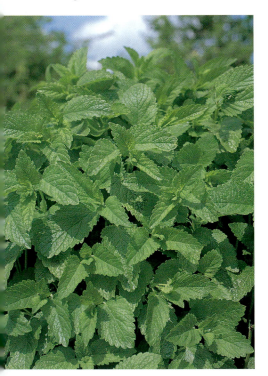

*D*ie Melisse beruhigt nervöse Magennerven.

*D*en Geschmack von Fenchel kennt bereits jedes Kleinkind als Bauchwehtee.

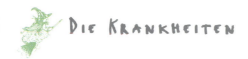

*Heilsteine gegen Verdauungsstörungen Bernstein (oben) – Achat (unten)*

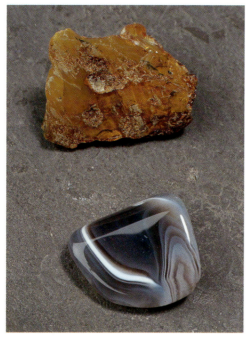

### Basilikum

Wer bei dem Namen Basilikum nur an Tomaten, Käse, Pizza und Spaghetti denkt, sollte bei der nächsten durch Völlerei entstandenen Magenverstimmung einmal einen Geheimtip von der Kräuterhexe ausprobieren: vier bis fünf Blätter frisches Basilikum klein schneiden, mit einer Tasse heißem Wasser überbrühen, kurz ziehen lassen und dann schluckweise trinken.

### Was ich sonst noch tun kann

Versuchen Sie schon durch Ihr Eßverhalten Verdauungsstörungen erst gar keine Chance zu geben. Hören Sie auf Ihre innere Stimme, wenn sie sich in Zusammenhang mit Essen ablehnend bemerkbar macht. Es ist dann ein Ausdruck von „geistiger Größe", wenn Sie dem Wirt was schenken und Speisereste zurückgehen lassen. Wie schon im Kapitel Ernährung erwähnt, „gibt es ein Leben" ohne täglichen Fleisch-, Alkohol-, Zucker- und Zigarettenkonsum. Gegen diese Säurelöcher entwickeln Sie bei einem verkorksten Magen sowieso einen Widerwillen.

Erbrechen und Durchfall sind Reinigungsfunktionen unseres Körpers, um Gifte oder Schadstoffe so schnell wie möglich wieder loszuwerden, und sollten daher nicht unbedingt unterdrückt werden. Schwere Speisen und größere Alkoholmengen sollten speziell am Abend vermieden werden. Denken Sie daran bei Ihrer nächsten Einladung zum Abendessen.

Fressen Sie Ihre Aggressionen nicht in sich hinein, ein klärendes Gewitter hat noch nie geschadet, man muß allerdings

*Rechts: Dumortierit*

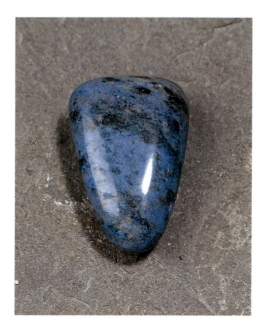

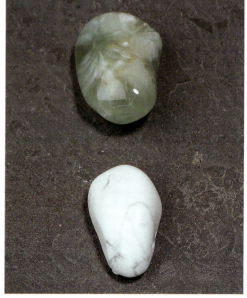

*Ganz rechts: Prehnit (oben), Magnesit (unten)*

# MAGEN, LEBER, GALLE, DARM

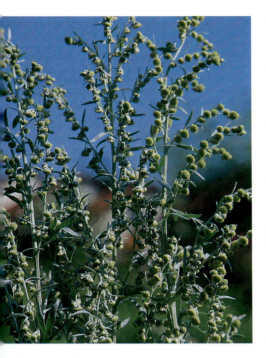
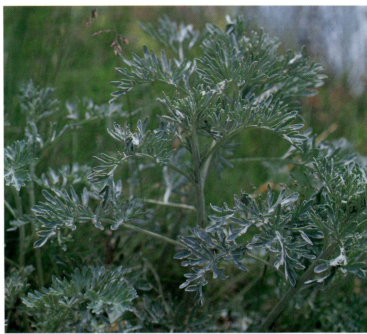

lernen, den Mut dazu zu haben. Das ist aber immer noch gesünder, als auf Dauer Magen- und Herzprobleme davon zu bekommen.

Ihr Darm badet übrigens Ihre unterdrückten Wünsche und psychischen Reize im wahrsten Sinne des Wortes aus: er wird durch das aus dem Gleichgewicht gebrachte vegetative Nervensystem „unter Wasser gesetzt". Spielen Sie nicht weiterhin den coolen Typ ohne Schwächen und schalten Sie einen Gang zurück. Beim Langsamtun kann man nicht schnell genug sein, hat einmal ein weiser Mann bemerkt. Ihr Durchfall kann auf diese Weise verschwinden.

Noch ein Tip für „Verstopfte". Lassen Sie sich einmal gehen und trauen Sie sich „etwas herzugeben". Erhöhen Sie den Ballaststoffanteil in der Nahrung, achten Sie auf genügende Flüssigkeitsaufnahme und kauen Sie Ihre Mahlzeiten gründlich.

Abführmittel schädigen den Darm, wenn sie über längere Zeit eingenommen werden.

## Heilsteine bei Verdauungsproblemen

**Achat:** Fördert Verdauung und Ausscheidung, hilft bei Gastritis, Blasen- und Darmentzündungen.

**Bernstein:** Hilft bei Magen-, Milz-, Leber- und Gallenbeschwerden.

**Dumortierit:** Er hilft bei Übelkeit, Erbrechen, Krämpfen, Koliken und Durchfall. Panik und große Angst werden positiv beeinflußt, er gibt Mut und Zuversicht, so daß psychisch bedingte Verdauungsprobleme verschwinden.

**Epidot:** Fördert die Gallenproduktion und verbessert die Verdauungsprozesse im Dünndarm.

**Magnesit:** Bei Magnesiummangel, er wirkt entgiftend und krampflösend bei Magen-Darmkrämpfen sowie Gallenkoliken.

**Prehnit:** Regt den Fettstoffwechsel an. Im Fett eingelagerte Giftstoffe werden beschleunigt entfernt.

**Variscit:** Neutralisiert Übersäuerung und hilft bei Sodbrennen, Gastritis und unterstützt bei Magengeschwüren.

*Wermut, ein Bitterkraut (oben links Blüte, oben rechts Kraut).*

## Die Krankheiten

### Blase und Nieren

Heutzutage gehören Blasen- und Nierenerkrankungen zu den häufigsten Krankheiten überhaupt, und es wird sehr oft der Versuch unternommen, diesen Beschwerden mit der Hilfe von Hausmitteln zu begegnen. Offensichtlich geht man eher wegen Husten und Halsschmerzen zum Arzt, als dies bei Problemen mit den Harnorganen der Fall ist. Vielleicht glauben auch viele Menschen, daß solche Erkrankungen, gerade weil sie sehr häufig vorkommen, eher eine Bagatelle darstellen, mit der man eben leben muß. Welche Frau hat noch keine Blasenentzündung erlebt?

Doch so einfach ist es nun auch wieder nicht. Zunächst müssen wir uns einmal über die Funktionen der Harnorgane klar werden. Die Nieren haben die Aufgabe Harn zu bilden und auszuscheiden. Dies geschieht mit Hilfe eines komplizierten Filtervorganges innerhalb der Nierenkanälchen. Harn bildet sich, indem Stoffwechselabbauprodukte wie Schlackstoffe, Nahrungsbestandteile, Zellgifte und Harnstoff zusammen mit Wasser angereichert werden. Das Nierenbecken und die Harnleiter sind für den Harntransport, die Harnblase und die Harnröhre für die Entleerung zuständig. Auf diese Art und Weise wird der Organismus von überflüssigen oder sogar schädlichen Abbauprodukten befreit. Der gerne benutzte Begriff der „Müllabfuhr" oder der „Kläranlage" unseres Körpers trifft allerdings nur auf diesen Vorgang zu. Die Ausscheidungsorgane sind jedoch auch dazu da, in den Salz- und Mineralien- bzw. in den Säure-Basen- Haushalt einzugreifen und Hormone zu bilden. Störungen in diesen Funktionen sind Steinbildung und Hormonstörungen im Bereich der „Kreislaufhormone" und der Sexualhormone sowie Probleme im Bereich des Eiweiß- und Kohlenhydratstoffwechsels und des Mineralstoffhaushaltes.

Daraus ergibt sich eigentlich von alleine die Erkenntnis, daß es wichtig ist, diese Organe möglichst gesund zu erhalten. Die häufigste Ursache der Erkrankungen von Blase und Nieren ist eine Infektion aufgrund eines geschwächten Immunsystems, hervorgerufen durch Bakterien, die zu der Familie der Darmbakterien gehören. Weitere Erkrankungsfaktoren sind Ernährungsfehler, ungesunde Lebensweise, seelische Komponenten oder eine erbliche Veranlagung. Eine Blasenentzündung, die sich nach kalten Füßen oder einer Unterkühlung des Unterleibes ein-

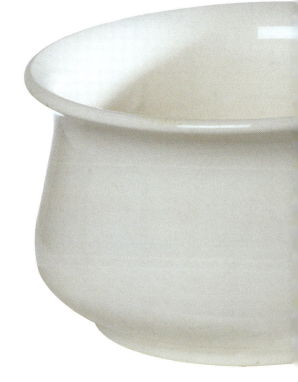

*E*in solches Utensilium befand sich früher in jeder Schlafstube.

stellen kann, macht sich durch vermehrten Harndrang, Schmerzen beim Wasserlassen, Trübung des Urins oder Blutbeimengungen und starke krampfartige Schmerzen nach dem Wasserlassen bemerkbar. Da die Harnleiter von Frauen kürzer sind als bei Männern, ist eine Infektionsgefahr wesentlich größer, so daß es sich hierbei fast um ein klassisches Frauenleiden handelt.

Normalerweise ist eine Blasenentzündung nicht mit Fieber verbunden. Sollte dies dennoch der Fall sein, kann bereits eine Entzündung der Harnleiter oder Nieren vorliegen, was einen sofortigen Arztbesuch bedeutet.

Die erste wichtige Maßnahme, um eine Blasenerkrankung zu behandeln, heißt Wärme! Die altmodische Wärmflasche kann also nach wie vor nützlich sein. Auch warme Sitzbäder mit Kamillenzusatz sind wohltuend. Es ist wichtig, eingedrungene Bakterien so schnell wie möglich wieder loszuwerden. Dazu ist ein Blasen- und Nierentee hervorragend geeignet. Er besteht in der Regel aus stark wassertreibenden und gleichzeitig desinfizierenden und entzündungshemmenden Kräutern. So werden Bakterien vermehrt ausgespült, und die entzündeten Harnwege werden geheilt. Wundern Sie sich deshalb nicht, wenn Sie, obwohl es sonst äußerst selten der Fall ist, im Falle einer Blasenentzündung einen solchen Tee sogar verordnet bekommen. Und wenden Sie ihn auf jeden Fall an! Eine Blasenentzündung ist übrigens die einzige Erkrankung der Harnorgane, die bei einem frühen Erkennen mit Hausmitteln behandelt und bei leichten Formen auch geheilt werden kann. Alle anderen, wie z.B. Harninkontinenz, Harnröhrenentzündung, Harnsteinleiden, Hoden- und Nebenhodenentzündungen, Nieren- und Nierenbeckenentzündung, Nierensteine und Prostatabeschwerden, müssen mit Hilfe eines Arztes geklärt und behandelt werden. Nach Absprache sind jedoch auch hier unterstützende Maßnahmen mit Hilfe von Hausmitteln möglich.

## BLASEN- UND NIERENTEE

30 g Brennesselkraut
30 g Zinnkraut
20 g Goldrutenkraut
20 g Hirtentäschelkraut
20 g Hauhechelwurzel
20 g Echtes Labkraut
10 g Anisfrüchte

Mischen, 1 EL pro Tasse, 5 Minuten bedeckt ziehen lassen. Zur Vorbeugung und Behandlung von Blasenentzündungen, auch in Verbindung mit Blut im Urin geeignet.

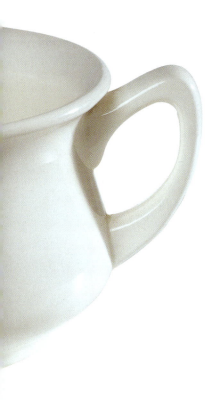

# Die Krankheiten

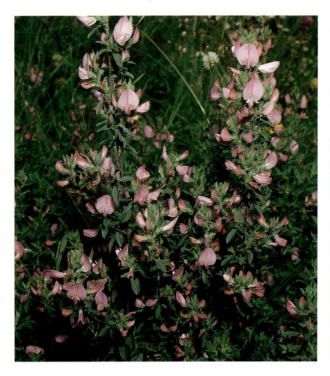
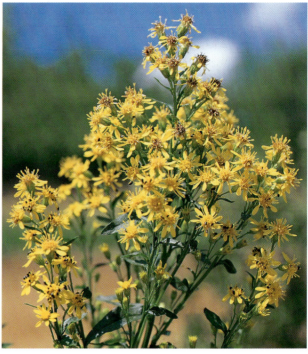

*Hauhechel (oben) und Goldrute (oben rechts)*

## Kräuter, die helfen

### Birkenblätter

Frische oder getrocknete Birkenblätter, als Tee getrunken, wirken stark wassertreibend und desinfizierend. Besonders für das Anfangsstadium einer Blasenentzündung ist dieser Tee zu empfehlen.

Ich war selbst einmal in der mißlichen Lage, daß ich mir eine Blasenreitzung zugezogen hatte, ohne jedoch einen Blasen- und Nierentee im Haus zu haben. Es war natürlich an einem Mittwochnachmittag, so daß die Apotheke geschlossen war. Glücklicherweise „winkte" mir gerade in dieser Situation meine Birke aus dem Garten zu. Ich habe mir dann eine Handvoll frische Birkenblätter gezupft und als Tee zubereitet. Auf diese Art und Weise ging dann der „Kelch" einer Blasenentzündung an mir vorüber.

### Brennessel

Die allseits bekannte „Dame mit dem unvergeßlichen Händedruck" ist ebenfalls ein wassertreibendes Kraut, so daß sie nicht nur bei der Blutreinigungskur im Frühjahr zum Einsatz kommt. Der Brennessel wurde früher sogar nachgesagt, sie könnte den Stein der Nieren „brechen". Heute kennt man die nierenreizende Wirkung der Heilpflanze, so daß sie nur bei einer gesunden Nierenfunktion angewendet werden darf, da die Verwendung als Tee sonst zu einer Verschlimmerung der Erkrankung führen kann. Brennesseln werden meistens aus Wildbeständen geerntet. Während des Wässerns oder Trocknens brechen die Brennhaare ab, so daß wir nicht befürchten müssen, uns mit einem Brennesseltee den Rachen zu verbrennen.

### Goldrute

Ein klassisches Blasen- und Nierenkraut, das bereits im Mittelalter verwendet worden ist, ist die Echte Goldrute, die leider häufig mit der eingeschleppten Kanadischen Goldrute verwechselt wird. Sie wirkt desinfizierend und ebenfalls harntreibend, aber nicht nierenreizend. Die Gold-

# BLASE UND NIEREN 111

rute ist auch besonders dazu geeignet, Wasseransammlungen im Körper auszuschwemmen, und hilft bei Albuminurie, das bedeutet Ausscheidung von Eiweiß im Harn. Die Goldrute wächst bei uns wild und blüht ab August bis Oktober goldgelb.

## Hauhechel

Wenn Ihnen am Wegesrand einmal ein niedrig wachsender, mit Stacheln versehener und rosa blühender „Ginster" auffällt, so handelt es sich mit Sicherheit um den Hauhechel. Dieses „Eselskraut", wie es die Griechen nannten, ist ein mild wassertreibendes und blutreinigendes Mittel. Verwendet wird die Wurzel, deren Ernte sich jedoch sehr mühsam gestaltet. Hauhechelwurzeln gibt es in Apotheken zu kaufen.

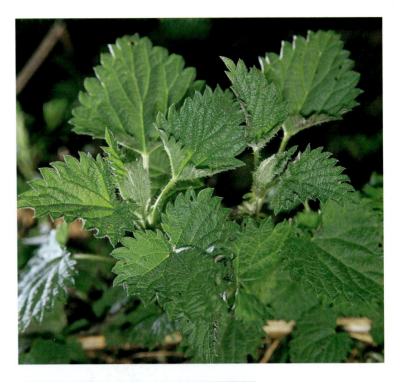

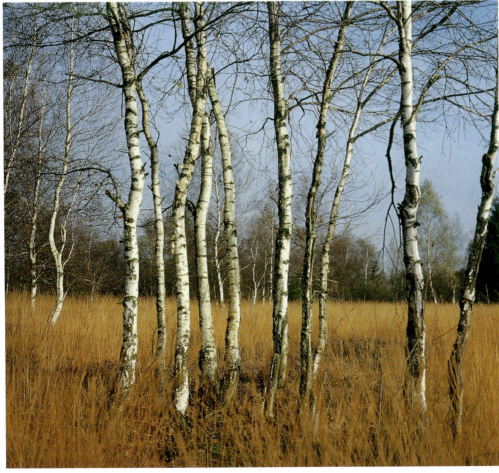

*Brennessel (oben) und Birke (links)*

# 112 Die Krankheiten

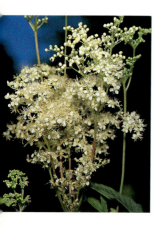

*Mädesüß, auch Spierstaude oder Wiesenkönigin genannt*

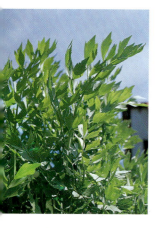

*Liebstöckel, das gute alte Suppenkraut*

*Nephrit (oben rechts)*

*Turmalin (rechts)*

### Liebstöckel oder Maggikraut

Nach einer kräftig mit Liebstöckelblättern gewürzten Suppe haben Sie vielleicht schon selbst einmal die wassertreibende Wirkung dieses Krautes verspürt. Vermehrt wassertreibende Inhaltsstoffe befinden sich in der Wurzel, so daß diese besonders für die Anwendung einer „Schwäche der Harnwerkzeuge", wie Pfarrer Künzle sich auszudrücken pflegte, geeignet ist.

Eine Staude dieser Pflanze reicht einer ganzen Familie für Jahre. Sie wird im Garten angepflanzt und sollte über einen längeren Zeitraum ungestört an einer Stelle wachsen können. Die Stengel werden zum Teil bis zu zwei Meter hoch. Teile der faserigen Wurzel können im Herbst geerntet werden.

### Mädesüß (Spierstaude)

Bei schmerzhaften Harnwegsinfekten kann man sich die sowohl wassertreibende als auch krampf- und schmerzlösende Wirkung dieser Pflanze zunutze machen. Die Harnausscheidung wird beschleunigt, so daß Mädesüß sich auch als entschlackender und blutreinigender Tee empfiehlt. Nicht aufkochen! Mädesüß wächst häufig an Ufern und an Gräben.

### Steine, die helfen

**Aktinolyt:** Regt die Funktion von Leber und Nieren an. Als Aktinolytquarz (= mit Bergkristall) wird die Entgiftung und Ausscheidung angeregt.

**Nephrit:** Der Name stammt vom griechischen „Nephron" = „Niere" und drückt so bereits im Namen die Anwendung dieses klassischen Nierenheilsteines aus. Er verbessert die Nierenfunktion, lindert Nierenentzündungen, verhindert Ablagerun-

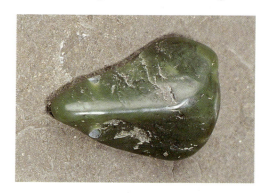

gen in den Harnwegen und Nierensteine. Im Akutfall wird dieser Stein direkt auf die Nierengegend aufgeklebt.

**Turmalin:** Die besondere Art des Turmalins – der blaue Indigolith – regt Wasserhaushalt, Nieren und Blase an.

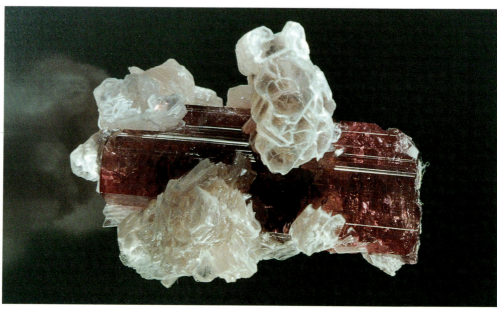

# Ängste und Depressionen

Schneller Puls, hektischer Atem, feuchte Hände, kalte Füße, Schweißausbruch, trockener Mund mit Kloß im Hals, Magen- und Darmkrämpfe und Zittern. Das alles sind Symptome, die jeder von uns schon einmal erlebt hat. Zumindest teilweise. Es sind die Symptome einer uralten menschlichen Eigenschaft, nämlich der Angst. Wenn jemand behauptet, er hätte noch nie Angst gehabt, so stimmt das einfach nicht. Dieser Mensch ist vielleicht einer von der Sorte, die mit der Angst umgehen kann, indem er eine Technik entwickelt hat, die die Überwindung dieser Situation erleichtert. Aber die Angst als solche ist vorhanden und auch vollkommen natürlich, da sie dem Überleben dient. Ein Mensch, dem diese Eigenschaft fehlt, würde permanent unübersehbare Risiken eingehen und damit sein Leben aufs Spiel setzen. Nur wer Angst hat, kann in einer entsprechenden Situation fliehen, oder aber er ist „gelähmt" vor Angst, das heißt, der Körper schaltet auf „Stopp" oder Defensive, um einen Rückzug zu ermöglichen. Hierbei handelt es sich um ein völlig normales Verhalten.

Es gibt aber auch noch eine andere Form der Angst. Eine Angst, die in keinem Verhältnis mehr zum Auslöser steht, in manchen Fällen fehlt dieser sogar ganz. Man spricht in diesem Fall von einer Angststörung. Berühmtberüchtigt ist die Platzangst, die Höhenangst und die Angst vor Tieren, obwohl sie einem nichts zuleide tun können (z.B. Hunde, Spinnen, Katzen).

Die körperlichen Symptome der Angst, wie ich sie bereits beschrieben habe, können in einer Situation vorkommen, die überhaupt keine Veranlassung dazu gibt. Man hat das Gefühl, keine Luft mehr zu bekommen. Rasender Puls, Herzjagen, kurzer, heftiger Atem und Schweißausbrüche verstärken die Panikgefühle, indem man glaubt, sie als Warnsignale des Körpers interpretieren zu müssen.

Um aus diesem dann entstehenden Teufelskreis, nämlich der Angst vor der Angst, wieder herauszukommen, gibt es nur die eine Möglichkeit: sich der Angst zu stellen.

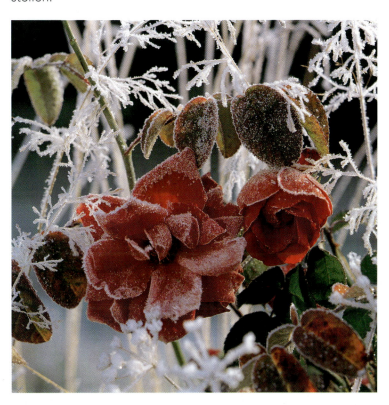

Das klingt freilich leichter, als es ist. Sich selbst „stark" zu machen, bedeutet in diesem Fall, sich auf die angstmachende Situation gedanklich einzustellen und sie auf Dauer als selbstverständlich hinzunehmen. Das klingt für den einen oder anderen etwas zu kompliziert, deshalb möchte ich Ihnen ein Beispiel von meiner eigenen Angstbewältigung aufzeigen.

Vor etlichen Jahren geriet ich mit dem Auto mitten in der Stadt in einen Stau. Entweder war es überhaupt das erste Mal,

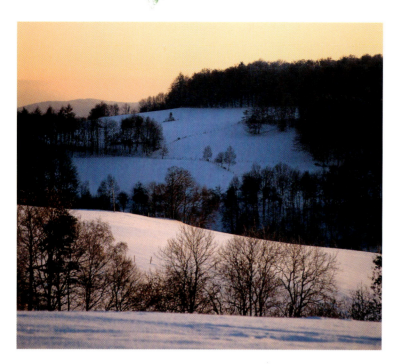

*Die Sonne geht unter, und es wird Nacht.*

oder ich habe es, weil ich alleine im Wagen saß und pünktlich zu einem Termin erscheinen mußte, als besonders dramatisch empfunden. Jedenfalls wurde es mir plötzlich kalt und heiß, mir trat der Schweiß auf die Stirn, ich japste wie ein Fisch auf dem Trockenen und hatte überhaupt das Gefühl, daß ich ohnmächtig werden würde. Instinktiv versuchte ich, mich auf meine Atmung zu konzentrieren mit dem Gedanken: Du kannst jetzt nicht einfach aussteigen. Glücklicherweise setzte sich die Kolonne wieder in Bewegung, und ich vergaß diesen Vorfall schnell.

Einige Jahre später fuhren meine Familie und ich einmal durch den Gotthard-Tunnel. Mir wurde plötzlich sehr heiß, und als die Tunneldurchsage kam, man möchte doch bitte die Mindestgeschwindigkeit einhalten, damit alle Fahrzeuge zügig den Tunnel wieder verlassen könnten, war es aus. Ich wurde von Atemnot und Schweißausbrüchen heimgesucht, und nur der Umstand, daß mein Mann sofort eine Musikkassette zum Mitsingen einlegte, ließ mich diese Panikattacke „vergessen".

Als mir das gleiche dann noch einmal auf einer Landstraße auf offenem Feld passierte, habe ich mich schleunigst in ärztliche Behandlung begeben, um der Ursache meiner Phobie auf den Grund zu kommen.

Während einer Gesprächstherapie, die ein halbes Jahr dauerte, habe ich dann Licht in mein panisches Dunkel gebracht und kann seither mit dem Problem Tunnel- und Stauangst frei umgehen. Ich habe im täglichen Leben gelernt, daß jeder Tunnel und jeder Stau einmal ein Ende hat. Meine panische Angst vor Schlangen, ich weiß, Sigmund Freud läßt grüßen, habe ich vor den Augen meiner damals dreijährigen Tochter überwunden, denn sie konnte es nicht verstehen, daß ihre Mutter nicht imstande war, die niedliche Pythonschlange eines Wanderzirkusses zu streicheln. Was tut man nicht alles für sein Kind – und in diesem Fall für sich selbst.

Vielleicht habe ich Ihnen, wenn Sie sich in einer ähnlichen Situation befinden, etwas Mut gemacht, den Stier bei den Hörnern zu packen. Scheuen Sie sich nicht, die Hilfe eines Fachmannes hinzuzuziehen. Sie sind deswegen nicht verrückt, sondern es ist oftmals die einzige Möglichkeit der Problemlösung.

Noch eine Bemerkung am Rande: Lassen Sie sich von Ihrer Familie oder Umgebung nicht irritieren. Es ist erwiesen, daß ängstliche Menschen oft aus eben solchen Familien kommen, oder aus Familien, in denen starker Druck ausgeübt wurde. In solch einem Umfeld ist es unmöglich, ein gesundes Selbstvertrauen zu entwickeln. Das ist aber der beste Schutz vor Angststörungen. Scheuen Sie sich also nicht, mit dieser Erkenntnis im Hintergrund, zu Ihrem eigenen Vorteil einige „offene Rechnungen" innerhalb der Familie zu begleichen!

## Die Angst vor dem Tod

Als Kräuterhexe möchte ich es an dieser Stelle nicht versäumen, noch ein paar Gedanken im Zusammenhang mit einer ganz besonderen Art der Angst, nämlich der Angst vor dem Tod, auszusprechen.

Der Tod gehört zum Leben und zum Leben gehört der Tod. Eine alte Weisheit, die in unserem Kulturkreis aber meistens tabuisiert oder einfach vergessen wird. Aber dieser Sachverhalt ist nun einmal nicht wegzudiskutieren, und es wäre sicherlich heilsam, wenn wir es schaffen könnten, diesen Fall als eine Art Selbstverständlichkeit hinzunehmen, das heißt, ihn gedanklich bereits im Vorfeld zu bewältigen.

Wenn wir unser Leben einmal mit einem Eistanz vergleichen, so entspricht der Alltag der Pflichtübung und der Umgang mit dem Tod der Kür. Ich gebe zu, dieser Vergleich ist sehr gewagt, aber er entspricht dennoch dem Sachverhalt.

Als naturverbundene und gläubige Kräuterhexe, das ist übrigens kein Widerspruch, bin ich davon überzeugt, daß der Tod nicht das Ende ist. Mit dieser Geisteshaltung ist es sicherlich einfacher, mit diesem heiklen Thema umzugehen.

Schon als Kind habe ich bei einem Todesfall voller Inbrunst und nicht dem geringsten Zweifel an der Wahrheit dieser Tatsache verkündet: „Der oder die ist jetzt im Himmel!" Es war für mich gleichbedeutend mit: Dieser Mensch ist nicht mehr bei uns, aber es geht ihm gut, wenn nicht sogar besser als vorher. Ein tröstlicher Gedanke für ein Kind.

Nur für ein Kind? Ich bin heute viele Jahre älter, habe Höhen und Tiefen und auch einige Todesfälle in meiner Familie und meiner Umgebung erlebt. Aber selbst mit dieser oder vielleicht gerade wegen dieser Lebenserfahrung ist es für mich bis auf den heutigen Tag ein Trost, so wie damals empfinden zu können. Das Bild „vom in den Himmel kommen", hat sich natürlich gewandelt, es steht jetzt für das Empfinden und die gedankliche Umsetzung, daß sich die Seele in einem Zustand des Befreitseins und des Wohlfühlens befindet. Unser Weg und unsere Zeit auf dieser Welt sind vorgezeichnet, das entspricht meiner tiefsten Überzeugung – auch ohne esoterische Anwandlungen.

Wie wir diesen Weg gestalten und die Zeit nutzen ist mit Sicherheit eine der Ursachen dafür, ob wir den Tod als Freund oder Feind empfinden. Es liegt mir fern, an

*Entdecken Sie den Sonnenstrahl, der das Dunkel erhellt.*

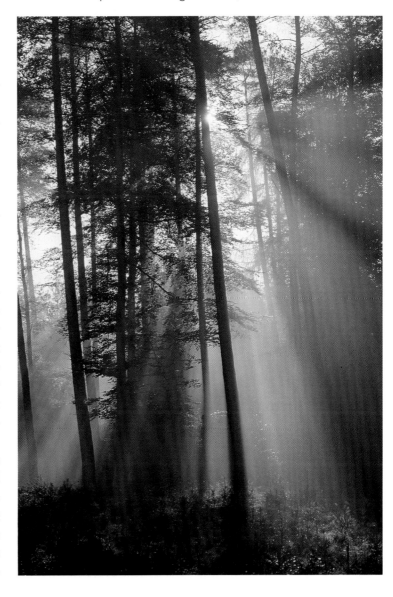

## 116 DIE KRANKHEITEN

dieser Stelle als Verkünderin des neuen Heils aufzutreten. Das brauche ich nicht, denn wir befinden uns gar nicht weit weg von der täglichen Arbeit einer Kräuterhexe und den Ursachen von den Krankheiten der Menschen.

Ob wir unser Leben sinnvoll und positiv gestalten, uns an unseren täglichen Aufgaben, ob leicht oder schwer, erfreuen können und uns annehmen, wie wir nun einmal sind, ist auch maßgeblich dafür, ob wir krank werden oder nicht. Eine innere Zufriedenheit und Harmonie kann uns selbst im Krankheitsfall helfen, diesem positive Seiten abzugewinnen und wieder gesund zu werden.

Warum soll es nicht auch möglich sein, in bezug auf den Tod eine positive oder zumindest keine angstbelastete Einstellung zu bekommen. Sicherlich, tot oder krank sein ist ein Unterschied, aber man stirbt psychisch gesehen leichter, wenn man von sich bereits im Leben sagen kann: „Ich habe gelebt!"

Das Ganze ergibt dann einen Sinn, deshalb ist mir heute auch klar, was das Wort bedeutet: Du kennst weder Ort noch Stunde, deshalb lebe so, daß du jederzeit abberufen werden kannst. Ich habe absichtlich nicht den Ausdruck „vor den Herrn treten" gebraucht, denn damit habe ich meine Probleme.

Wenn ein Mensch stirbt, hinterläßt er eine Lücke, aber auch die Botschaft und den Sinn seines Lebens, aus welchem die noch Lebenden lernen sollen und können. Wenn jemand plötzlich nicht mehr da ist, ist es zunächst ein Verlust, den wir mit der Hilfe des Trauerns, bewältigen müssen. Aus dem Leben des Menschen jedoch, das mit dem Tod, aus der physischen Sicht, beendet ist, wird eine Botschaft an uns gerichtet, daraus zu lernen. „Nur wer vergessen wird, ist wirklich tot." Ein Trost spendender Spruch, sowohl für die Lebenden wie auch für die Toten.

Der Leidensweg eines unheilbar Kranken ist sicherlich eine angsteinflößende Situation. Und die eigentliche Angst vor

*Ein kleiner Vogel erhebt sich und fliegt in den Himmel.*

# Ängste und Depressionen

dem Sterben selbst ist nur all zu menschlich, aber auch sinnvoll, denn sie bewirkt in lebensbedrohlichen Situationen, daß Energien freigesetzt werden, um die Arterhaltung zu gewährleisten.

Der Idealfall, wenn man es so überhaupt sagen kann, ist dann gegeben, wenn ein Mensch nach einem erfüllten Leben zufrieden von dieser Welt Abschied nehmen kann, in der Gewißheit, sein Bestes gegeben zu haben, und voller Erwartung und Zuversicht auf das zugeht, was sich vielleicht hinter dieser Schwelle befindet.

Leider ist es in der heutigen Zeit eher eine Seltenheit, an Altersschwäche zu sterben. Ein großer Teil meiner Familie wurde früh und erst nach einer längeren Leidenszeit von dieser Welt abberufen. Dabei habe ich erfahren, daß die Frage nach dem „Warum" sinnlos ist, sondern daß ich dadurch den Sinn meines eigenen Lebens neu überdenken soll. Gerade in solch einem Fall ist es außerordentlich tröstlich zu wissen, daß der vorbestimmte Weg zu Ende ist und ein neuer Anfang ohne körperliche Gebrechen stattgefunden hat. Ich gebe zu, ohne einen festen Glauben ist eine solche ganz besondere Beziehung zum Tod unvorstellbar. Meine Mutter ist mir auch heute noch sehr nah, obwohl sie schon lange „im Himmel" ist.

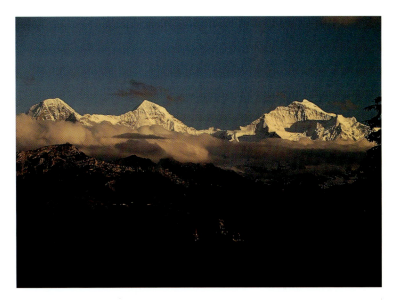

## Erschöpfung – „Burnout-Syndrom" – Depressionen

Herz-Kreislaufprobleme, Magen-Darmkrankheiten und Stoffwechselerkrankungen sind als sogenannte Zivilisationskrankheiten weitgehendst bekannt. Eine Hauptkrankheit der modernen Zivilisation, die als solche weit weniger bekannt ist, ist eine mehr oder weniger große Erschöpfung der Menschen. In Geschichten und Büchern wird oft davon erzählt, daß irgend jemand sich erschöpft am Wegesrand niederläßt oder erschöpft in einen tiefen Schlaf fällt. Damit ist die körperliche Erschöpfung nach einer anstrengenden Tätigkeit gemeint, die normalerweise nach einer Ruhe- oder Schlafphase wieder verschwindet, wenn ich sie mir auch tatsächlich gönne. Ich sage dies aus einem ganz bestimmten Grund. Es ist heutzutage nämlich nicht immer unbedingt selbstverständlich, auf die Signale des Körpers zu reagieren. Oftmals wird aufgrund äußerer Bedingungen aufkommende Müdigkeit oder das Gefühl einer Schwäche einfach ignoriert oder im schlimmsten Fall mit Hilfe von Aufputschmitteln wie Kaffee oder Cola oder mit bestimmten Medikamenten unterdrückt.

*Noch liegt das Tal im Dunkel …*

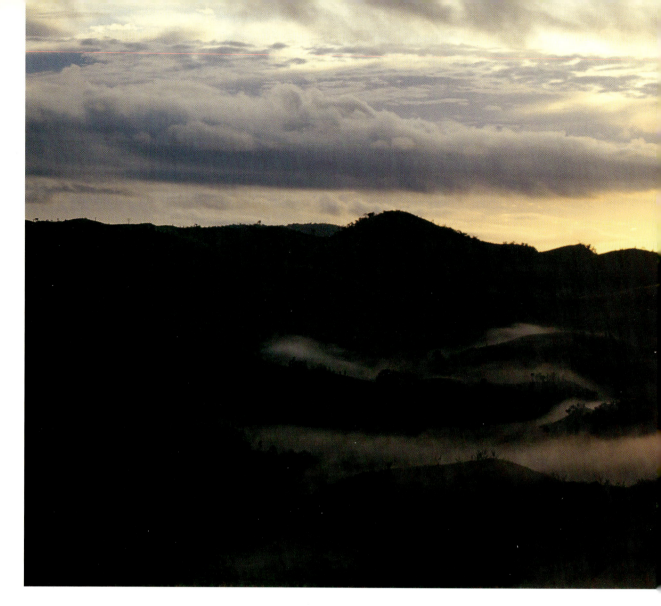

*Der mühselige Aufstieg wird belohnt.*

Es gibt sicherlich Ausnahmesituationen, die ein „Durchmachen" erfordern, aber es sollte so selten wie möglich passieren. Ansonsten ist es nur eine Frage der Zeit, wann sich Ihr Körper gegen diese ungesunde Lebensweise wehrt. Die chronische Erschöpfung ist eine Variante der Krankheiten, die sich nach einem Raubbau an unserem Organismus einstellen kann. Raubbau ist z.B., ständig den Schlaf zu verkürzen oder ganz zu vertreiben. Irgendwann verschwindet er dann tatsächlich, wie ich es im Kapitel Schlafprobleme bereits erwähnt habe. Zuviel Arbeit, ohne zwischendurch einmal „abschalten" zu können, wird sich mit einer dauerhaften Müdigkeit bemerkbar machen. Die Leistungsfähigkeit nimmt demzufolge ebenfalls ab.

Ärzte und Philosophen haben häufig die Einteilung des Lebens, soweit es überhaupt möglich ist, in drei Teile empfohlen. Im ersten Drittel unseres Lebens steht das Lernen an erster Stelle. Das zweite Drittel soll dem Aufbau der Familie, dem Sammeln von Lebenserfahrung und unserem Wohlergehen gewidmet sein. Das dritte Drittel wäre dann ein Leben für die geistige und religiöse Weiterentwicklung.

Doch wer ist heute noch imstande dazu, eine solche Lebensgestaltung durchzuführen? Wir müssen viel länger lernen, Familiengründungen finden demnach auch später wenn überhaupt noch statt

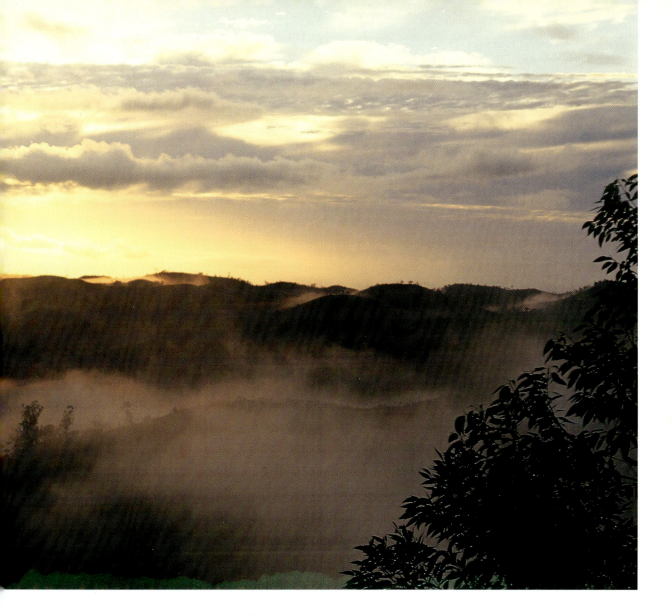

und im Alter tobt der Konkurrenzkampf gegen Jüngere in Form von Mehrarbeit, um sich überhaupt einen Lebensabend ohne Not verschaffen zu können.

Ganz ähnlich sieht der Tagesablauf aus. Was soll oder muß nicht alles an einem Tag erledigt werden? Überhaupt sind Tage, Wochen, Monate und Jahre viel zu kurz! Bei dieser Einstellung brauchen wir uns nun wirklich nicht wundern, wenn wir chronisch erschöpft sind.

Der erste Schritt zur Besserung besteht deshalb darin, auf unseren Körper zu hören, unseren Lebensablauf neu zu überdenken und wenn möglich neu zu gestalten. Gönnen Sie sich den Luxus der Ruhe und zwar ohne Fernseher oder sonstige Ablenkungen. Planen Sie bewußt Pausen ein, sowohl im täglichen Ablauf wie auch in der Jahresplanung. Ganz wichtig ist dabei das „gute Gewissen". Eine Pause oder ein Urlaub hat nur dann einen Sinn, wenn Sie „abschalten" können und nicht immer meinen, ohne Sie ginge es nun wirklich nicht.

Das ist übrigens ein Kennzeichen des an nervöser Überforderung leidenden Menschen und bedeutet nichts anderes, als das Streben nach Selbstbestätigung, Zuwendung und Anerkennung. Dafür gibt es verschiedene psychologische Gründe, die oft mit Hilfe einer speziellen Therapie behandelt werden müssen. Erst wenn wir unseren inneren Halt auf andere Weise, als

# Die Krankheiten

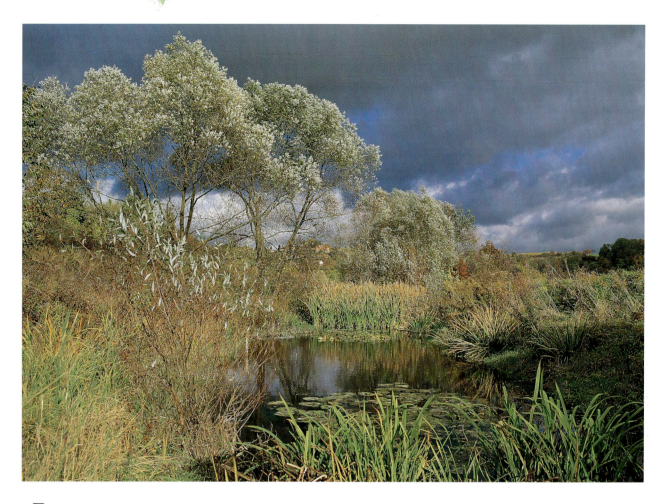

*Die Atmosphäre ist nach einem Gewitter rein.*

durch zwanghaften Betätigungsdrang wiederbekommen, ist eine Erholung überhaupt möglich.

Kommen Sie zur Besinnung, und zwar im wahrsten Sinne des Wortes, um Abstand von Zuhause und Beruf zu gewinnen.

Fühlen Sie sich in einer vermeintlich ausweglosen Situation, z.B. bei einem Familienstreit, die nur durch einen „Befreiungsschlag" beendet werden kann, so spricht man von einer Krise. Krisen entstehen durch die Ansammlung von vielen kleinen Unzufriedenheiten, die nicht geklärt wurden. Nur so ist das große „Donnerwetter", das von jetzt auf nachher über einen hereinbricht, zu erklären, und es ist demnach kein Schicksalsschlag.

Im Zustand der Erschöpfung sind Krisen wesentlich häufiger, weil der körperliche Zustand sich auch auf die Psyche auswirkt. Nervosität, Gereiztheit, Wut, Trauer, Verzweiflung und zum Teil auch Entscheidungsunfähigkeit sind die Zeichen hierfür. In einem solchen Fall ist das Abreagieren eine erste Maßnahme, um wieder ins Lot zu kommen. Das kann physisch oder psychisch geschehen.

Schließen Sie zunächst einen „Waffenstillstand", indem Sie sich vorstellen, mit den Argumenten Ihres Gegenübers sich selbst zu antworten. Das klingt zwar merkwürdig, aber man sieht sich dann selbst in einem anderen Licht.

Wenn Ihr Kind Sie wieder einmal fürchterlich zur „Weißglut" treibt, holen Sie Luft und zählen bis zehn, bevor Sie dagegen angehen. Manchmal bleibt es dann beim

Luft holen, und der Streit eskaliert nicht noch weiter.

Für das Gegenüber ist es schlimm, für Sie selbst aber durchaus heilsam, wenn Sie die „Reibungsfläche" dadurch verringern, daß Sie zwischen sich und dem Gegner eine mentale Jalousie herunterlassen, was allerdings voraussetzt, daß Sie auch innerlich damit abgeschlossen haben. Wenn sich die Wogen dann etwas geglättet haben, kann man die Sache in Ruhe noch einmal angehen und Entscheidungen treffen.

Eine ganz besondere Art, mit den Dingen umzugehen, ist im ersten Moment vielleicht schwer, aber ungemein heilsam: Das Lachen und sogar ohne Grund!

Das Burnout-Syndrom, wie eine chronische Erschöpfung auch genannt wird, sucht manchmal sogar Kräuterhexen heim. Der Aufbau meines zweiten Geschäftes, Personalprobleme, der Termindruck durch zahlreiche verschiedene Veranstaltungen, Bücher zu schreiben, Gärten zu bestellen und das „bißchen Haushalt" nebenbei haben letztendlich, trotz relativ gesunder Lebensweise, auch bei mir zu einem nervösen Überforderungssyndrom geführt.

Zunächst hat sich die Zahl der notwendigen Arztbesuche merkwürdig erhöht. Das bedeutete, daß meine Immunkräfte offensichtlich geschwächt waren. Das ließe sich jedoch noch mit dem fast täglichen Umgang mit kranken Menschen und dem Wetter erklären. Das für mich alarmauslösende Symptom bestand jedoch darin, daß es mir die Schweißtropfen auf die Stirn trieb, bei dem Gedanken, für einen Urlaub die Koffer packen zu müssen. Ich wollte lieber daheim bleiben, als mich dem „Streß" einer Urlaubsbuchung auszusetzen.

Soweit war es also mit mir gekommen! Und das als Kräuterhexe! Ich habe die Not-

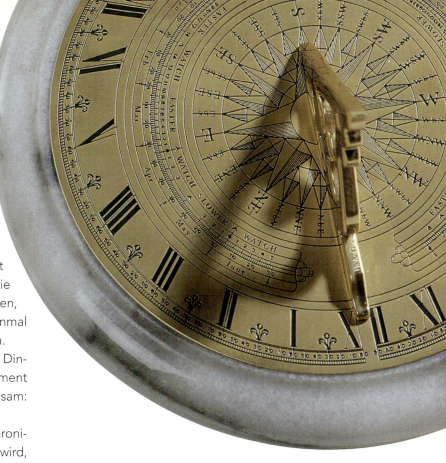

bremse gezogen. Notwendige personelle Konsequenzen wurden durchgeführt, der Terminkalender überarbeitet und bei telefonischen Anfragen bezüglich Veranstaltungen mit der Kräuterhexe muß man schon einmal mit einer Absage aus terminlichen Gründen rechnen. Das war vorher nicht der Fall. Meine Urlaubsplanung besitzt ab sofort Priorität, und einmal im Monat gönne ich mir sogar ein „freies" Wochenende. Ich arbeite daran, daß es vielleicht zwei (!) werden.

In einem Punkt habe ich jedoch keine Abstriche vorgenommen: Der Beratung und Hilfestellung für meine Kunden versuche ich, nach wie vor so gut wie möglich nachzukommen. Mein Haushalt und meine Gärten sind nicht kleiner geworden, mit Hilfe einer guten Planung jedoch werden auch die hier anfallenden Arbeiten wieder mit Freude gemeistert. Und wie Sie sehen, Bücher schreibe ich auch wieder.

*M*ach es wie die Sonnenuhr, zähl die heiteren Stunden nur.

### Depressionen – depressive Verstimmungen

„Hoch den Kopf, heiter den Sinn, trübe Stunden fliehen dahin. Und wenn am Morgen die Sonne lacht, ist vergessen der Sturm und die Nacht."

Diesen Spruch, den mir eine Schulkameradin vor über dreißig Jahren in mein Poesiealbum geschrieben hat, möchte ich all denjenigen unter Ihnen widmen, die unter depressiver Verstimmung leiden.

Eine depressive Verstimmung, unter der wohl fast jeder einmal gelitten hat oder leidet, hat nur wenig mit dem Krankheitsbild der echten Depression zu tun, die übrigens nur durch fachärztliche Behandlung zu heilen ist. Die depressive Verstimmung macht sich bemerkbar durch ein Gefühl der Kraft- und Machtlosigkeit, durch Müdigkeit, Verzweiflung, Angst und Lustlosigkeit. Man fühlt sich wie in einem schwarzen Loch, und selbst optimale Außenbedingungen, wie intakte finanzielle und familiäre Verhältnisse oder ein großer Freundeskreis, sind nicht dazu in der Lage, einen solch leidgeplagten Menschen herauszuholen.

Daß negative Ereignisse wie Arbeitsplatzverlust oder beruflicher Mißerfolg, Trennung oder Tod eines Partners oder eines Familienangehörigen zu einer depressiven Verstimmung führen können, ist menschlich und daher auch weitgehendst bekannt. In meiner „Kräuterhexenbox zum Wohlfühlen (ISBN 3-440-07687-3)" ist das Phänomen der Winterdepression aufgrund von Lichtmangel deutlich beschrieben und auch der Zusammenhang zwischen Ernährung und Depression erläutert. In dem Kapitel über gesunde Ernährung habe ich bereits von Vitamin $B_{12}$, das geradezu ein Kraftfutter für unsere Nerven darstellt, berichtet und worin es überall vorkommt.

Eine depressive Verstimmung kann also sowohl äußerliche wie auch innerliche Ursachen haben. Selbst ein angeborener Hang zu Depressionen ist nachgewiesen. Der seelisch-geistige Grund für Depressionen, wie er von Luise L. Hay in ihrem Buch: „Heile deinen Körper" beschrieben wird, lautet: „Wut, die zu spüren Du kein Recht zu haben glaubst und Hoffnungslosigkeit." Als neues Gedankenmuster wird empfohlen: „Ich erhebe mich über die Ängste und Begrenzungen anderer Leute. Ich erschaffe mein Leben selbst!"

Ich finde, daß damit kurz und prägnant genau das ausgedrückt wird, was ein depressiv Verstimmter tief in seinem Inneren fühlt: Ohnmacht wegen mangelndem Selbstbewußtsein und als Folge daraus ein unbewußtes Zurückweichen vor den anderen. Die „Wut im Bauch" wird zunächst kompensiert, um dann auf der nächsten Stufe in Form einer Resignation das große „schwarze Loch" zu erzeugen. Wenn sich dieses Empfinden über einen

*Wertvoller den je – Zubereitungen aus Johanniskraut*

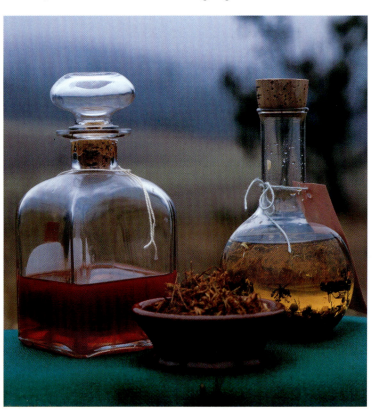

# ÄNGSTE UND DEPRESSIONEN 123

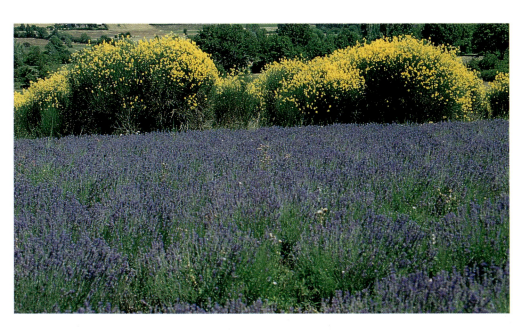

*Lavendel wirkt ausgleichend und riecht nach Urlaub.*

längeren Zeitraum erstreckt, mit einem Rückzug aus dem aktiven Alltag verbunden ist, menschliche Kontakte gemieden werden und sich Äußerungen wie „wir verstehen dich nicht mehr" von den nächsten Mitmenschen häufen, ist dringend psychotherapeutische Hilfe notwendig.

Diese echte Depression ist relativ selten, viel häufiger kommen sogenannte vorübergehende „Tiefs" vor, die dann aber als genauso tragisch empfunden werden.

Für solche Fälle habe ich dann als Kräuterhexe einige Tips parat, die helfen können, diese Situation zu meistern. Zunächst ist es wichtig, den „inneren" Mittelpunkt wiederzufinden. Um wieder positiv empfinden zu können, ist es ebenfalls wichtig, sich darüber klar zu werden, daß man nicht der Einzige auf der Welt ist, dem es so geht, und daß gelegentliche „Durchhänger" zum Leben gehören.

Wenn wir unsere vermeintliche Schwäche akzeptiert haben, ist es einfacher, auch die kleinsten Erfolgserlebnisse wieder als solche zu erkennen und zu empfinden. Selbst als absolut negativ interpretierte Dinge können sich aus anderer Sicht plötzlich als positiv erweisen. Es sind nicht immer nur die spektakulären Ereignisse wichtig, sondern Erfolge, die sich im stillen Kämmerlein einstellen. Versuchen Sie positive Empfindungen mit Hilfe von angenehmen Gedanken, Wünschen und Vorstellungen wiederzuentdecken und, was besonders wichtig ist, planen Sie deren Verwirklichung, selbst wenn es zunächst nur bei der Planung bleibt, und verabschieden Sie sich von Vorstellungen, die unerreichbar sind. Suchen Sie eher nach neuen Ideen, die mit den Ihnen zur Verfügung stehenden Mitteln möglich sind. Dieses kreative Planen und Umsetzen erzeugt dann ein Gefühl der Selbstbestätigung und auch der Zufriedenheit.

Wenn Sie jedoch permanent unerreichbaren Dingen hinterherlaufen, wird der Frust um so größer.

Mit der entsprechenden inneren Einstellung erholt man sich selbst in der nächsten Umgebung und nicht nur in fernen Ländern!

So kann der Weg aussehen, um aus dem Stimmungstief herauszukommen. Sie erinnern sich: Und wenn am Morgen die Sonne lacht …

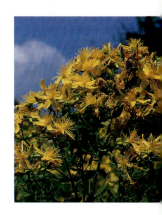

*Johanniskraut blüht in der Farbe der Sonne und dann, wenn sie am höchsten steht.*

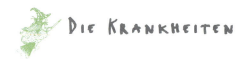

# Die Krankheiten

## Kräuter, die helfen

### Johanniskraut

Wenn es heute noch ein „Zauberkraut" für die Behandlung von Depressionen, Erschöpfungszuständen, Streßsymptomen und allgemeinem Mißempfinden gibt, so ist dies unbestritten das Johanniskraut. Innerlich in Form von Tee, Tropfen, Dragees und Kapseln sowie äußerlich als hochgeschätztes Heil- und Massageöl angewendet, entfalten sich die stimmungsaufhellenden, harmonisierenden und Nervenschmerzen lindernden Inhaltsstoffe dieses Heilkrautes, das um das Fest Johannes des Täufers (24. Juni) und um die Sommersonnenwende (21. Juni) herum blüht.

### Lavendel

Die beruhigende und nervenstärkende Wirkung dieser immer beliebter werdenden Staude kann sich sowohl in der Anwendung als Tee als auch als ätherisches Öl entfalten. Ich habe den Eindruck, daß Lavendel, neben Rosmarin und Thymian, in der heutigen Zeit immer mehr als das Kraut mit den „schönsten Urlaubsgefühlen" empfunden wird. Versuchen Sie deshalb einmal, gerade wenn Sie sich wieder urlaubsreif fühlen, mit geschlossenen Augen einige Lavendelblüten oder einen Zweig zu zerreiben und den Duft zu inhalieren. Riecht es dann nicht schon ein bißchen nach Mittelmeer? Für den Moment kann das schon helfen. Lavendel kann übrigens in jedem Garten oder Balkonkasten angebaut werden.

### Rosmarin

Mein Lieblingskraut überhaupt! Die blauen Blüten, der starke etwas würzige Duft und das frische Grün der Nadeln machen dieses alte Heil- und Zauberkraut auch als Topf- oder Kübelpflanze attraktiv. Durch die notwendige Überwinterung an einem kühlen Platz im Haus ist es ganzjährig möglich, die anregende Wirkung von Rosmarin auf Kreislauf und Nerven sowie die kräftigende bei Erschöpfungszuständen zu genießen.

### Baldrian

Dieses uralte und bewährte Beruhigungsmittel entfaltet auch in der heutigen Zeit seine beruhigende Wirkung bei nervöser Unruhe, Herzklopfen, Angstzuständen und Prüfungsstreß. „Nie war er so wertvoll wir heute", dieser alte Werbespruch trifft meiner Meinung nach besonders auf Baldrian- und Johanniskrauttee zu. Baldriandragees oder -tropfen und auch die Zubereitung als Bad sind durchaus Anwendungen, um sich die beruhigende Wirkung zunutzezumachen.

### Zimt

Es klingt vielleicht etwas ungewöhnlich, aber auch Gewürzen wie Zimt, Nelken, Ingwer und Muskat wird eine stimmungsaufhellende Wirkung nachgesagt. Vielleicht liegt es auch nur am guten Geschmack, aber warum sollte

*Diese Heilsteine (Obsidian (unten) und Sonnenstein (rechts)) und sogar Zimt haben eine stimmungsaufhellende Wirkung.*

# ÄNGSTE UND DEPRESSIONEN 125

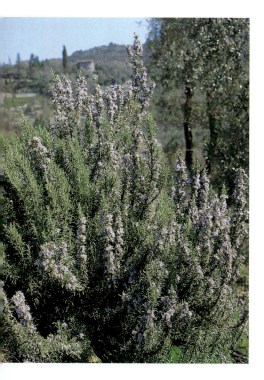

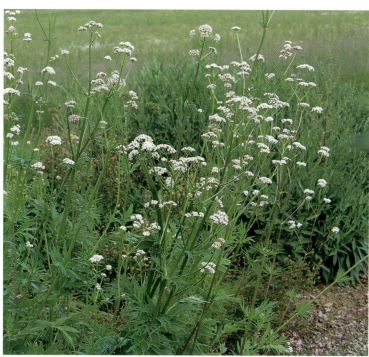

man es nicht einmal mit Zimtsternen oder in diesem Fall vielleicht eher mit Zimtherzen probieren.

## Heilsteine gegen Angst und depressive Verstimmung

**Chiastolith:** Dieser auch als Kreuzstein benannte Heilstein wirkt seelisch stark beruhigend bei Nervosität, Ängsten und Schuldgefühlen und hilft besonders gegen die Angst, verrückt zu werden. Er stärkt die Nerven und hilft bei Schwächezuständen.

**Diamant:** Der Name leitet sich vom griechischen „Adamas" ab, was „unbezwingbar" bedeutet. Das sagt eigentlich schon alles. Er hilft demnach Angst, Depressionen und das Gefühl der Sinnlosigkeit zu überwinden. Diamant fördert die Fähigkeit, klare Entscheidungen zu treffen und Probleme sowie Aufgaben zu lösen. Bei vielen Menschen reicht bereits der Anblick eines als Geschenk überreichten „Einkaräters", um zumindest für den Moment in Glücksgefühle auszubrechen!

**Larimar:** Ein Urlaubsstein aus der Dominikanischen Republik. Er hilft Angst und Leid aufzulösen, löst Energieblockaden und regt die Gehirntätigkeit an. Er bringt innere Ruhe, löst Opferhaltungen und Leidensphilosophien auf.

**Saphir:** Der Stein gegen Depressionen, psychische Erkrankungen und Wahnvorstellungen. Er fördert den geistigen Entschluß zur Gesundung im Krankheitsfall und unterstützt damit alle Heilungsprozesse.

**Sonnenstein:** Der klassische „Pessimistenstein". Er erinnert äußerlich an die Strahlen der Sonne. Seine Wirkung wird als stimmungsaufhellend und antidepressiv bezeichnet. Er bringt die Lebensfreude zurück, fördert Optimismus und Tatendrang und harmonisiert einen aus dem Lot geratenen Organismus.

**Obsidian:** Er wirkt belebend, löst Schocks, Angst und Traumatisierungen auf. Schmerzen und Verspannungen werden gelindert und die Durchblutung generell angeregt.

*Oben links: Der Duft und die Farbe eines blühenden Rosmarinstrauches stimmen einfach froh.*

*Oben: Baldrian ist eine schöne und duftende Zierstaude.*

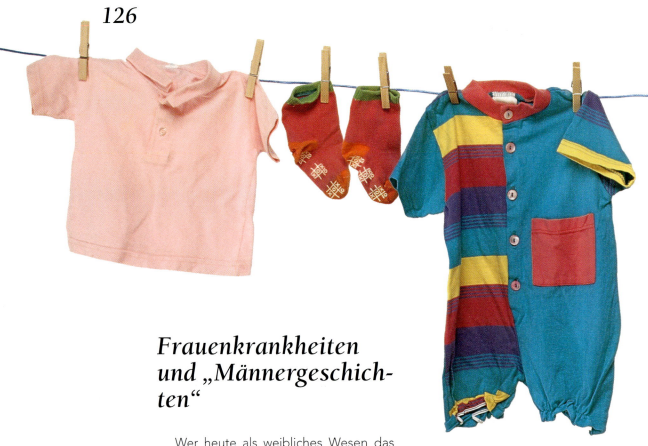

## Frauenkrankheiten und „Männergeschichten"

Wer heute als weibliches Wesen das Licht der Welt erblickt, findet eine Umgebung und Umwelt vor, wie sie für die Urgroßmutter dieses Mädchens noch unvorstellbar war.

Eine gründliche Ausbildung, Eigenständigkeit in Ehe und Familie, eheähnliches Zusammenleben mit wechselnden Partnern, alleinerziehende Elternteile, Singlehaushalte, weibliche Manager und Unternehmerinnen, Fitneß und Attraktivität auch in höherem Lebensalter sind Dinge von denen besagte Uroma nur träumen konnte. Für die Frauen heutzutage bedeutet es allerdings nicht selten einen Alptraum.

So erfreulich die Entwicklung der letzten Jahre in Bezug auf Gleichberechtigung der Frau auf der einen Seite auch ist, Pubertätsprobleme, Regelbeschwerden, Kinderkriegen und Wechseljahre sind als rein weibliche Begleitumstände des Lebens geblieben und konnten nicht gleichberechtigt verteilt oder „abgegeben" werden. Daraus ergibt sich ein Frauenbild, das weit entfernt ist von dem früherer Generationen.

Hausfrau und Mutter, Ehefrau und Geliebte, Partnerin, Berufstätige, Chefin und Kollegin lauten die Rollen, die zu erfüllen sind. Aber wie ist das alles gleichzeitig zu bewältigen? Ehrlich gesagt, gar nicht!

Aus der viel zitierten Doppelbelastung ist schon längst eine Drei- und Vierfachbelastung geworden, wobei die Betonung auf Belastung liegt. Man erwartet von einem weiblichen Wesen heutzutage einen erfolgreichen Schulabschluß, eine solide Berufsausbildung und möglichst ein Studium, Berufserfahrung, eine attraktive Frau und Geliebte zu sein, die immer gut aussieht, alles im Griff hat und

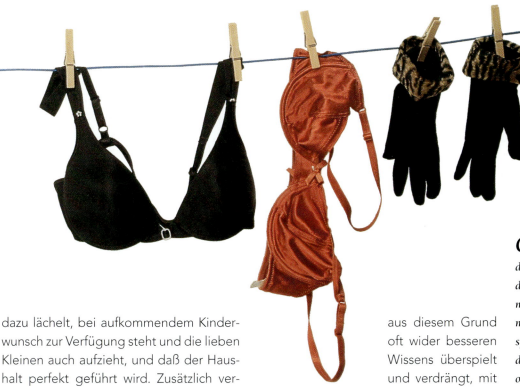

*Gehören auch Sie zu den Geschöpfen, die diese Utensilien mehrmals täglich benutzen müssen? Gepflegt sein, sportlich interessiert, der Haushalt perfekt organisiert – auch diesen Anforderungen hat eine moderne Frau gerecht zu werden.*

dazu lächelt, bei aufkommendem Kinderwunsch zur Verfügung steht und die lieben Kleinen auch aufzieht, und daß der Haushalt perfekt geführt wird. Zusätzlich verdientes Geld ist ebenfalls willkommen, und wenn dieses sich aufgrund eines Karrieresprungs vermehrt, ist man(n) ebenfalls nicht abgeneigt, es anzunehmen. Das kann auf Dauer beim besten Willen nicht gutgehen! Irgend etwas wird immer auf der „Strecke bleiben", und das ist häufig die Gesundheit.

Schmerzhafte Regelblutungen, Unwohlsein und Einschränkungen während der Schwangerschaft, Wechseljahresprobleme und andere Unpäßlichkeiten, wie sie der weibliche Organismus mit sich bringt, haben unter diesem gesellschaftlichen Diktat nichts zu suchen und werden aus diesem Grund oft wider besseren Wissens überspielt und verdrängt, mit den entsprechenden Krankheitsfolgen. Auch Frauen sind nur Menschen! Selbst Maschinen werden manchmal abgeschaltet, um einen vorzeitigen Verschleiß zu verhindern. Als Frau muß man heutzutage häufig selbst „den Hebel" umlegen, um aus der ewigen Tretmühle Ehe-Kinder-Beruf herauszukommen und ein wenig Zeit für sich selbst und die eigenen Bedürfnisse zu finden.

Aber es gelingt nicht allen, sich diese „Verschnaufpause" zu nehmen. Viele Frauen getrauen es sich einfach nicht, aus Angst, ihr Ansehen in der Familie zu verlieren und als minderwertig und egoistisch dazustehen. Lieber opfert man sich auf, bis es nicht mehr geht und man aufgrund dann auftretender gesundheitlicher Probleme zumindest kein schlechtes Gewissen mehr haben muß.

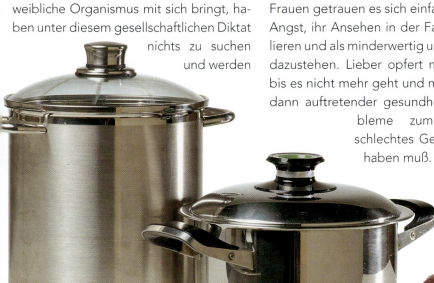

128

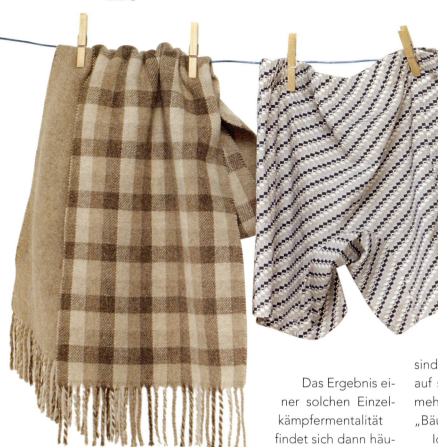

Das Ergebnis einer solchen Einzelkämpfermentalität findet sich dann häufig in meinem Kräuterhexenladen in Form von völlig unzufriedenen, erschöpften und migränegeplagten Zeitgenossinnen ein, in der Hoffnung, Linderung an Leib und Seele zu erfahren. Ich versuche dann zu helfen, so gut es geht, denn schließlich weiß ich aus eigener Erfahrung als Kräuterhexe, um was es geht.

In meiner Umgebung gibt es übrigens in mehrfacher Ausführung sogenannte „Patchwork-Familien". So lustig dieser Begriff auch im ersten Moment klingt, so ungemütlich wird es mir bei dem Gedanken, was sich dahinter verbirgt. Aus zwei Familienfragmenten entstehen neue Gemeinschaften. Im wirklichen Leben sieht es dann häufig so aus, daß eine Frau und Mutter über mehrere Väter für ihre Kinder verfügt. Die Kinder haben dann sowohl ihren leiblichen Vater, wie auch Vaterersatzfiguren. Umgekehrt geht es natürlich auch.

Zu Weihnachten trifft sich dann im Idealfall die ganze Familie: bestehend aus einem oder mehreren Vätern, einer oder mehreren Müttern und Kindern, die irgendwie bei diesem „Bäumchen-Wechsel-Dich" – Spiel entstanden sind. Jeder Teilnehmer dieser Feier pocht auf sein Ego und, wenn das ganze nicht mehr klappt, wartet irgendwo das nächste „Bäumchen".

Ich glaube, ich bin einfach zu altmodisch, wenn es mir bei dem Gedanken an die Zukunft dieser Kids eiskalt den Rücken herunterläuft. Wahrscheinlich ist das nur die neue Form der „Großfamilie" von anno dazumal, und die Frauen in diesem „Club" fühlen sich wohl. Hoffentlich!

Aber auch diese Frauen haben wie die, die sich in einer klassischen Frauenrolle befinden, ihre rein weiblichen Probleme, die es zu bewältigen gilt und auf die ich nun näher eingehen möchte.

Wie bei den bisher besprochenen Krankheitsformen und deren Ursachen sind auch Frauenkrankheiten oftmals dar-

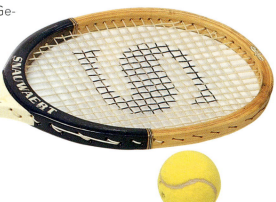

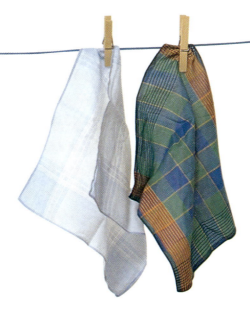

auf zurückzuführen, daß man gegen seinen Körper lebt und arbeitet. Ich habe ja bereits die Anforderungen an die moderne Frau aufgezählt, und darum ist es eigentlich logisch, daß eine der Hauptursachen für Krankheiten oder Mißempfinden in der täglichen Überbelastung begründet liegt.

Der Monatszyklus einer Frau hat im täglichen Berufsleben keine Daseinsberechtigung und wird daher oft unterdrückt. Hausfrauen leiden wohl oft an Minderwertigkeitsgefühlen, aber sie haben dafür mehr Möglichkeiten, sich zu schonen, als ihre berufstätigen Zeitgenossinnen. Die wenigsten Vorgesetzten haben einen „Draht" dafür, wie es um ihre Mitarbeiterin gerade steht.

An dieser Misere sind die meisten Frauen aber nicht unschuldig, denn viele bevorzugen es, zum Teil auch unbewußt, sich lieber mit Rückenschmerzen, als symptomatische Folge einer ungeklärten Konfliktsituation herumzuquälen, anstatt einmal richtig auf den Tisch zu hauen und das Recht auf Weiblichkeit zu verlangen.

Das ist sicherlich nicht einfach, und es gehört für eine Frau schon sehr viel Selbstüberwindung dazu, schließlich ist man als Arbeitsmaschine gern gesehen, aber auf Dauer sollte Ihnen Ihre Gesundheit doch wichtiger sein. Manche Chefs begrüßen sogar den „Wink mit dem Zaunpfahl", weil sie von selbst nicht dahinter kommen, warum ihre Mitarbeiterin gerade heute so „schlecht drauf ist".

Es ist grundsätzlich wichtig, eine gesunde Einstellung zum eigenen Körper und zum Frausein zu haben. Vieles fällt leichter, wenn der monatliche Zyklus als Teil von einem selbst akzeptiert wird und man sich nicht schämt, über das eine oder andere Problem offen zu reden.

Doch selbst bei ausgeprägten Persönlichkeiten, kommt es hin und wieder einmal zu schmerzhaften Regelbeschwerden, der häufigste Grund übrigens, um sich hilfesuchend an die Kräuterhexe zu wenden. Auch in diesem Fall sind bei ca. 50% der Patientinnen seelische Ursachen zu vermuten, die sich durch Verkrampfungen der inneren Geschlechtsorgane bemerkbar machen.

Dennoch muß eine ernsthafte Erkrankung durch eine ärztliche Untersuchung ausgeschlossen werden, um sich mit Na-

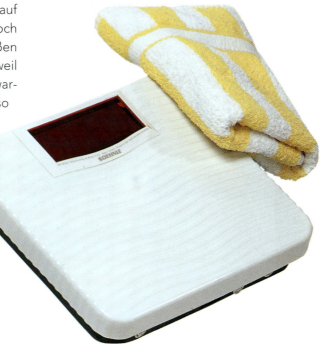

tur- und Hausmitteln zu helfen. Sehr oft hilft schon die bloße Anteilnahme seitens des Partners oder einer anderen Person, die den leidgeplagten Frauen das Gefühl gibt, nicht allein zu sein. Gerade im Umgang mit jungen Mädchen, die nicht nur mit den körperlichen Seiten des Frauseins, sondern auch mit den psychischen „Wechselduschen" der Pubertät und dem Schulalltag klarkommen müssen, ist ein besonderes Feingefühl im Verhalten notwendig.

Neben einem warmen Bett und der entsprechenden Zuwendung kann ein wohlschmeckender, krampflösender und schmerzstillender Tee der Kräuterhexe auch in dieser Situation helfen.

### Prämenstruelles Syndrom (PMS)

Die „Tage vor den Tagen" empfinden manche Frauen mindestens genauso beschwerlich wie viele andere Leidensgenossinnen die eigentliche Regelblutung. Die Symptome dieses Mißbefindens, denn es gilt nicht als Krankheit, äußern sich physisch in Form von Blähungen, Wasseransammlungen (man fühlt sich wie aufgedunsen), Brustspannen, Verstopfung, Unterleibsschmerzen und Rückenschmerzen sowie psychisch in Form von depressiver oder aggressiver Stimmung.

Die hormonelle Veränderung im letzten Drittel des Zyklus wird als eine der Ursachen für das PMS angesehen. Aber auch die psychische Einstellung einer Frau zu ihrer Monatsblutung scheint eine nicht unerhebliche Rolle zu spielen. In Streßsituationen, wie beispielsweise die schon erwähnte Mehrfachbelastung in Familie, Haushalt und Beruf, wird ebenfalls häufiger über das prämenstruelle Syndrom geklagt, als es sonst der Fall ist. Dieser Um-

stand hat manche Ärzte bereits dazu veranlaßt, von einem „Hausfrauensymptom" zu sprechen. Ich finde, diese Bezeichnung hat etwas sehr Herablassendes an sich und ist sicherlich nicht gerade aufmunternd und gesundheitsförderlich für die Frauen, die darunter zu leiden haben.

Viel wichtiger ist eine Hilfestellung in Form von Entspannungsübungen, pflanzlichen Heilmitteln und einer psychologischen Unterstützung, um die Einstellung zum Thema Monatsblutung und Weiblichkeit zu entkrampfen. Ein Entwässerungstee, kombiniert mit stimmungsaufhellenden und hormonell ausgleichenden Drogen wie Johanniskraut, Mönchspfeffer und Frauenmantel, sowie eine natriumarme aber magnesiumangereicherte Ernährung in eben diesen Tagen sind durchaus in der Lage, eine Verbesserung des Befindens herbeizuführen. Frauen, die in ihrer Umgebung wenig Anerkennung als solche genießen und sich aus diesem Grund auch nicht trauen, über ihre

*Suchen Sie Ihren neuen Weg und Ihre persönliche „Mitte".*

Probleme zu sprechen, sondern versuchen, das Ganze mit sich selbst auszumachen, leiden besonders häufig unter dem PMS. In diesem Fall ist eine Unterstützung durch Frauenselbsterfahrungsgruppen oder eine psychologische Beratung angebracht. Sehr hilfreich kann auch eine Farb- und Aromatherapie sein.

## Wechseljahresbeschwerden

Schmerzhafte Periodenblutung und Wechseljahresbeschwerden sind die häufigsten Gründe, warum man den Rat und die Hilfe der Kräuterhexe einholt.

Unter den Wechseljahren versteht man die Zeit vor und nach der Menopause = endgültiges Aufhören der Monatsblutungen, weil die Eierstöcke ihre Funktion beenden.

Es handelt sich hierbei, ähnlich wie in der Pubertät oder der Schwangerschaft und Geburt, um gravierende hormonelle Umstellungen, die zu einer ganzen Reihe Befindlichkeitsstörungen wie Hitzewallungen,

Schweißausbrüchen, Nervosität, mangelnder Belastbarkeit, Angstgefühlen und Depressionen, Stimmungslabilität und Schlaflosigkeit führen können. Ich schreibe bewußt „können", denn nicht bei jeder Frau äußern sich diese Beschwerden gleich stark. Letztendlich handelt es sich bei den Wechseljahren um einen normalen Alterungsprozeß. Es ist jedoch falsch, diesen gleichzusetzen mit der Vorstellung, „zum alten Eisen" zu gehören.

Im Gegenteil, die positive Einstellung zu den Wechseljahren heißt nicht umsonst zweite Fruchtbarkeit, womit eine neue aktive Lebensplanung und Zukunftsgestaltung gemeint ist.

Jetzt hat eine Frau oft erstmals die Gelegenheit, sich über ihre eigenen Vorstellungen und Wünsche klar zu werden, und auch die Möglichkeit, diese zu realisieren.

Die Familie hat sich stabilisiert und der „Tag und Nacht"-Einsatz als Mutter ist nicht mehr notwendig.

Ersetzen Sie das negativ belastete Wort „Wechseljahre" durch „Neuanfang" und begeben Sie sich auf die Suche danach. Wie bei jedem neuen Weg wird es sicherlich eine Zeitlang dauern, bis Sie ihn und Ihre neue Rolle in dieser Welt entdeckt haben, aber mit etwas Optimismus, Tatendrang und einem neuen Selbstwertgefühl ist er zu finden.

Verabschieden Sie sich, wenn es notwendig ist auch mit psychotherapeutischer Hilfe, von der Vorstellung, der Sinn des Lebens einer Frau läge nur in der Fruchtbarkeit begründet, denn das wäre doch etwas zu wenig. Schließlich sind Sie mehr wert!

Nun ist es jedoch so, daß selbst bei einer positiven Einstellung zu den Wechseljahren, deren körperliche Begleitumstände häufig nicht ganz wegzudiskutieren sind. Auch in diesem Fall helfen die Mittel der Naturheilkunde sanft weiter.

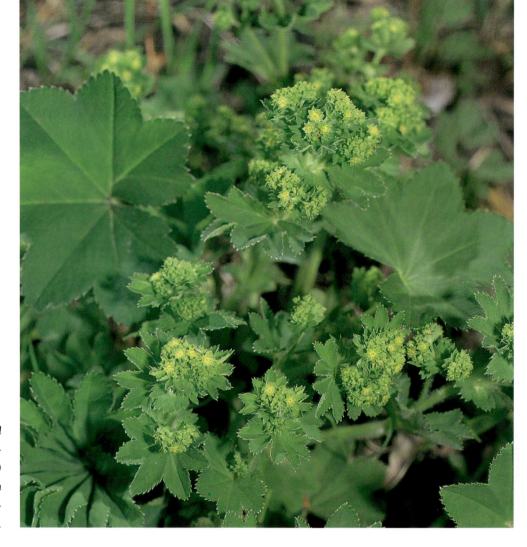

*Frauenmantel (rechts) und Hirtentäschel (rechte Seite) haben schon unseren Großmüttern wertvolle Dienste erwiesen.*

### Kräuter, die helfen

Rosmarin, Schafgarbe, Salbei, Johanniskraut, Lavendel und Kamillen habe ich bereits im Zusammenhang mit anderen Krankheitsbildern besprochen. Auch bei einer Anwendung als „Frauenkräuter" entfalten sie ihre Heilwirkung. Weitere Kräuter, deren Verwendung sich besonders bei Beschwerden der weiblichen Art bewährt haben, sind: Frauenmantel, Hirtentäschel und Mönchspfeffer.

### Frauenmantel

Die lateinische Bezeichnung „Alchemilla" bedeutet Zauberkraut, und als solches wurde es über lange Zeit angesehen. Kräuterpfarrer Künzle meint: „Allen gesegneten Müttern ist der tägliche Genuß von Frauenmanteltee sehr zu empfehlen, da er selbst unter schwierigen Umständen eine leichte Geburt und ein gesundes Kind bringt." Heute ist die heilsame Wirkung bei Regelschmerzen, PMS und zur Unterstützung bei Wecheljahresbeschwerden nachgewiesen. Nur die wildwachsende Form des Frauenmantels besitzt jedoch heilende Inhaltsstoffe. Die in Staudengärtnereien angebotene große Zuchtform ist wertlos.

## Hirtentäschel

Das Hirtentäschel wird bei Beschwerden im Zusammenhang mit der Periodenblutung als Bestandteil einer blutungsstillenden, krampf- und schmerzlösenden Teemischung verwendet. Es kann zwar auch pur getrunken werden, aber es schmeckt nicht besonders gut.

Von einer Wildsammlung des Hirtentäschels rate ich jedoch ab, da es bevorzugt auf gedüngten und gespritzten Böden vorkommt, und die Konzentration der heilenden Inhaltsstoffe extrem schwankt. Es ist daher sinnvoll, sich dieses Kraut in der Apotheke zu besorgen.

## Mönchspfeffer (auch Keuschlamm)

Dieser Strauch aus dem Mittelmeergebiet ist eines der wichtigsten „Frauenkräuter" überhaupt, wobei die Bezeichnung Kraut in diesem Fall etwas irreführend ist. Verwendet werden die Samen, die tatsächlich vom Aussehen her den Pfefferkörnern gleichen. Aufgrund seiner hormonähnlichen Inhaltsstoffe unterstützt und reguliert er die Hypophysenfunktion besonders bezüglich der weiblichen Geschlechtshormone. Mönchspfeffer wird aufgrund seiner progesteronartigen Wirkung bei Beschwerden wie PMS, schmerzhafter Regel, bei Wechseljahresproblemen und als milchtreibende Substanz bei stillenden Müttern eingesetzt. Der Einsatz dieser Pflanze ist generell bei allen Frauenleiden zu empfehlen, deren Ursache in einem hormonellen Ungleichgewicht liegt.

Nun nachdem Sie die Hauptwirkung dieses Abrahamsstrauches, wie er auch genannt wird, kennen, ist Ihnen vielleicht auch die Bezeichnung „Mönchspfeffer" einleuchtend. Man könnte ihn nach heutigem Sprachgebrauch auch als Anti-Viagra-Pflanze bezeichnen, wenn Sie wissen, was ich meine …

### TEE GEGEN WECHSELJAHRESBESCHWERDEN

30 g Frauenmantelkraut
10 g Salbeiblätter
10 g Zinnkraut
10 g Birkenblätter
10 g Brombeerblätter
10 g Brennesselkraut
10 g Erdrauchkraut
10 g Kamillenblüten

Mischen, 1 EL pro Tasse, 5 Minuten bedeckt ziehen lassen

Dieser Tee eignet sich besonders für leichtere Wechseljahresbeschwerden. Er wirkt schweißreduzierend, entwässernd und ausgleichend.

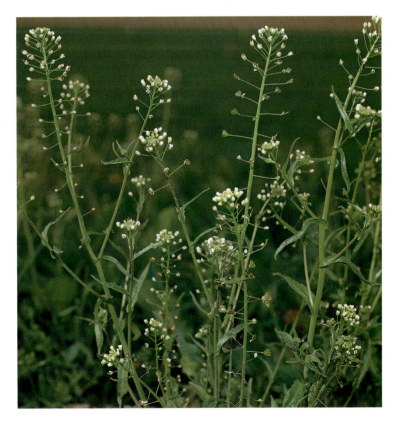

## TEE GEGEN REGELSCHMERZEN

20 g Frauenmantelkraut
20 g Schafgarbenblüten
20 g Zinnkraut
20 g Thymianblätter
10 g Lavendelblüten
10 g Weidenrinde
10 g Fenchelfrüchte
10 g Anisfrüchte
20 g Hibiskusblüten

Mischen, 1 EL pro Tasse, 5 Minuten bedeckt ziehen lassen

Dieser krampflösende und schmerzstillende Tee kann schon ein bis zwei Tage vor der zu erwartenden Monatsblutung getrunken werden, um die Beschwerden bereits im Vorfeld zu reduzieren.

*Rechte Seite: Der Mönchspfeffer, sieht er nicht schön aus?*

*"Schafgarb' im Leib, tut wohl jedem Weib", ein Spruch nicht nur für die Frauen von gestern, hier Schafgarbe (rechts).*

Eines Tages erhielt ich den Telefonanruf eines Bäckers aus eben jenem Klosterjubiläumsort. Er fragte mich, ob ich ihm wohl ein Backrezept mit Mönchspfeffer zukommen lassen könne. Ich war etwas überrascht und irritiert, deshalb fragte ich ihn, wie er denn auf solch eine Idee gekommen sei. Daraufhin erzählte er mir, daß er von zwei Damen auserkoren worden wäre, ein Brot oder ähnliches für ihren Klostershop mit eben jenem Mönchspfeffer aus meinem Regal zu backen. Der Name würde so gut klingen! Ich mußte mich zunächst einmal hinsetzen, um den guten Mann über diesen besonderen „Pfeffer" aufzuklären und was er damit anrichten könnte. Ich glaube, danach hat er dann dringend einen Stuhl benötigt. So etwas kann passieren, wenn man in Kräuterhexenhäusern spioniert und keine Ahnung hat!

Schon die Mönche im Mittelalter mußten schließlich in Keuschheit leben und dazu war jedes Mittel recht. In diesem Zusammenhang möchte ich Ihnen eine Anekdote, wie sie sich im letzten Jahr zugetragen hat, nicht vorenthalten.

Meine Hexengalerienfiliale befindet sich im ehrwürdigen Zisterzienserkloster Maulbronn und wird besonders an den Wochenenden von vielen Menschen besucht. Unter diesen Besuchern befanden sich auch zwei Damen, die offensichtlich im Rahmen des Jubiläums eines Nachbarklosters einen sogenannten Klostershop betreiben wollten und sich daher in meinem Geschäft nach Anregungen umsahen. Mein Standgefäß mit dem Inhalt und der Beschriftung Mönchspfeffer muß es ihnen wohl besonders angetan haben. Das erfuhr ich jedoch erst später.

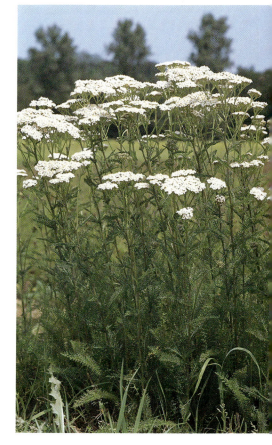

# FRAUENKRANKHEITEN

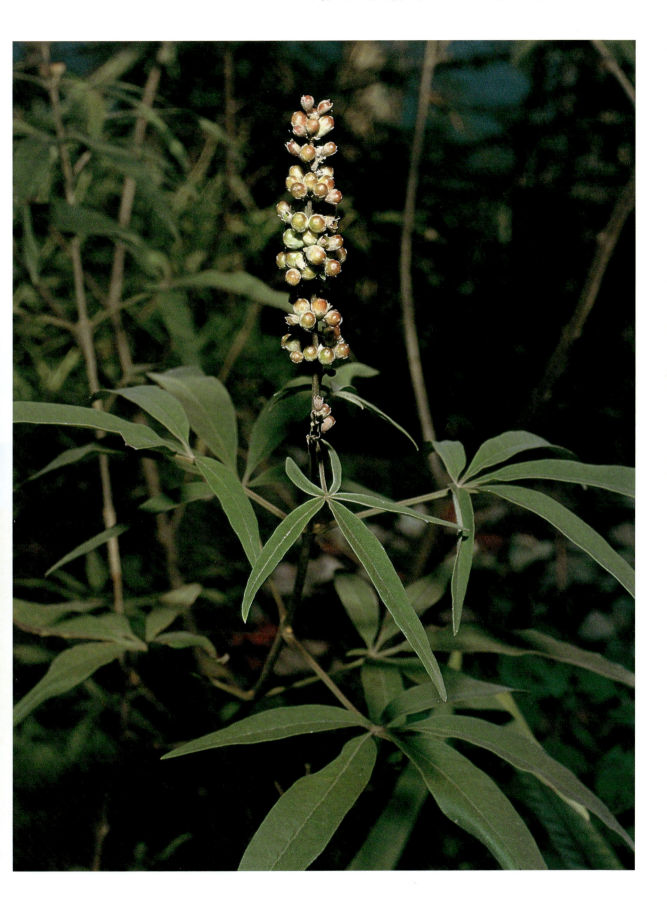

## Die Krankheiten

**Heilsteine, die helfen**

**Amazonit** (aus dem Land der „Frauen ohne Männer"): Er wirkt ausgleichend bei extremen Stimmungsschwankungen und beruhigend, auch durch die Harmonisierung von Hypophyse und Thymusdrüse. In der Geburtshilfe wird seine entspannende und krampflösende Wirkung eingesetzt.

**Malachit:** Wirkt krampflösend, hilft bei Menstruationsbeschwerden, unterstützt die Entwicklung der weiblichen Geschlechtsorgane und heilt deren Erkrankungen. Bei starken Beschwerden direkt auf die entsprechende Stelle kleben.

**Mondstein:** Die inneren Hormonzyklen werden in Übereinstimmung mit den Rhythmen der Natur gebracht. Die Fruchtbarkeit der Frau wird gefördert, Menstruations- und Wechseljahresbeschwerden werden gelindert.

**Thulit:** Fördert Lust, Sinnlichkeit und Sexualität. Er hilft bei Erkrankungen der Eierstöcke und Geschlechtsorgane und stärkt das gesamte Nervensystem. Thulit fördert die Fruchtbarkeit der Frau.

**Zoisit:** Er hilft bei Erkrankungen der Hoden und Eierstöcke und fördert die Fruchtbarkeit. Er hemmt Entzündungen und stärkt das Immunsystem.

## Sterilität – sexuelle Unlust – Impotenz

Schon früher wandte man sich bei Problemen, die im Zusammenhang mit der Familienplanung standen, an die Kräuterweiber oder Kräuterhexen. An dieser Tatsache hat sich bis auf den heutigen Tag nicht viel geändert, wohl aber an den Problemen selbst.

Stand früher die Vermeidung von ungewollten Schwangerschaften im Vordergrund, so sind es heute Anfragen bezüglich Sterilität, Impotenz oder einfach sexueller Unlust.

Es sind in erster Linie Frauen, die sich bei ausbleibendem Kindersegen um Hilfe bei diesem Problem bemühen, weil sie die Ursache dafür bei sich selbst vermuten. Die Erwartungshaltung des Partners stürzt solche Frauen nicht selten in tiefe seelische Konflikte, die sich wiederum negativ auf eine Empfängnis auswirken können.

Zu ca. 35% sind jedoch die Männer alleine für die Sterilität verantwortlich, was sich aber oft erst nach einer langen, an der Frau durchgeführten Untersuchungsreihe feststellen läßt.

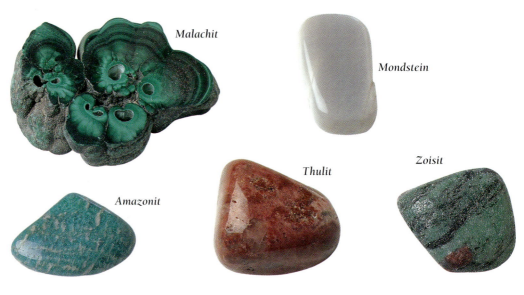

*Malachit*

*Mondstein*

*Thulit*

*Zoisit*

*Amazonit*

*E*ine Auswahl von *"Frauensteinen".*

# Sterilität, sexuelle Unlust

Mögliche körperliche Ursachen für unerfüllten Kinderwunsch sind Funktionsstörungen der Eierstöcke mit ausbleibendem oder seltenem Eisprung, Entzündungen der Geschlechtsorgane oder Untergewicht. Durch ärztliche Behandlung in Form von hormoneller Unterstützung oder durch spezielle Kuren können diese rein körperlichen Ursachen beseitigt werden.

Sehr häufig handelt es sich aber auch um Probleme im psychologischen Bereich. Die unbewußte innere Ablehnung einer Schwangerschaft, Streßfaktoren und die übergroße Erwartungshaltung von Seiten des Partners oder der restlichen Familie können durchaus zu einer „Verweigerung" und Verkrampfung des weiblichen Organismus führen. In solch einer Situation wird jede eintretende Periodenblutung als persönliche Niederlage empfunden, was über kurz oder lang in einem Teufelskreis endet. Dieser kann in vielen Fällen nur durch die Hilfe eines Psychotherapeuten und einer neuen inneren Verfassung durchbrochen werden. Wenn sich die innere Haltung einer Frau dahingehend verändert, daß sie sich sagen kann „Ich muß keine Kinder bekommen, um eine vollwertige Frau zu sein", und damit auch ihre Lebensumstände ändert, so kann dies durchaus zu einer Schwangerschaft führen.

Dieser Umweg erfordert zwar meistens etwas mehr Zeit, er hat aber in vielen Fällen schon zum Erfolg geführt.

## Sexuelle Unlust

Viele Paare kennen sie – aber keiner spricht darüber, über die grassierende Unlust, für die es sogar schon einen Namen gibt: LSD-Syndrom = Low-Sexual-Desire = mangelndes sexuelles Verlangen. Aufgrund der Häufigkeit könnte man dieses Problem sogar als typisch für die heutige Gesellschaft ansehen.

Viele Wissenschaftler sind inzwischen der Ansicht, daß sich das Sexualverhalten aufgrund von Arbeitslosigkeit, Streß, Hektik und einer gewissen Zukunftsangst generell in einer Krise befindet. Sexuelle Erregung wird von vielen Partnern als zusätzlicher kraftraubender Streßfaktor empfunden.

Besonders bei „alten" Paaren, und ich meine damit nicht nur das Lebensalter, sondern die Dauer der Beziehung, läßt die anfangs verspürte Leidenschaft nach, wofür es übrigens auch eine hormonelle Erklärung gibt. So wohltuend eine harmonische Partnerschaft mit gegenseitigem Vertrauen und Verstehen auch sein kann, zuviel Harmonie kann für das sexuelle Verlangen tödlich sein. Wenn die Partner im gegenseitigen Einverständnis handeln bzw. in diesem Fall nicht handeln, ist dagegen nichts einzuwenden. Schwierig wird es jedoch, wenn eine Seite unter diesem Umstand leidet.

In diesem Fall ist Abwechslung angesagt. Ich meine damit nicht das schon erwähnte „Bäumchen-Wechsel-Dich"-Spiel, sondern die Abwechslung innerhalb der Situa-

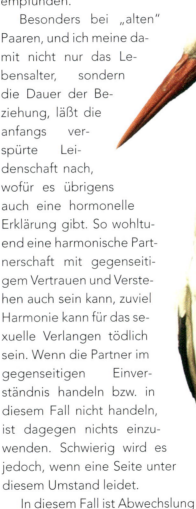

*Manchmal will er einfach nicht zu Besuch kommen – der Klapperstorch.*

# Die Krankheiten

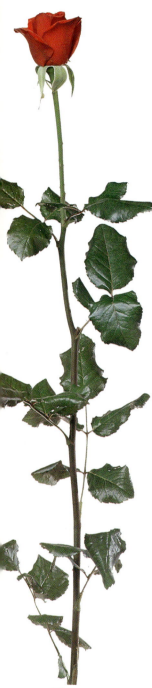

*Früher kannte man noch die Bedeutungen der Blumensprache. Die Rose war das Zeichen für feurige Liebe – manchmal verfehlt sie auch heute ihre Wirkung nicht.*

tion. Phantasie ist Trumpf! Muß es immer auf Knopfdruck samstagabends sein? Vielleicht sind Sie sonntagmorgens ausgeruht eher in der Stimmung. Oder wäre es nicht reizend im wahrsten Sinne des Wortes, einmal die Umgebung zu wechseln? Weniger fernsehen, kann sich übrigens auch als äußerst phantasieanregend erweisen, denn die Sexszenen in Filmen über den ganzen Tag verteilt zu konsumieren, bedeutet in vielen Fällen das Aus in der eigenen „Szenerie".

Gerade bei sexueller Unlust hat der Einsatz der Aromatherapie schon zu bemerkenswerten Erfolgen geführt. Erotische Düfte wie Ingwer, Kardamom, Sandelholz und Zeder als männliche Nuance und Iris, Jasmin, Rose, Neroli und Ylang-Ylang als weibliche Note sollten Sie im Falle eines Falles in einer Duftschale verdunsten lassen.

Zum Schluß möchte ich mich noch einmal besonders an die Herren unter meinen Lesern und Kunden wenden. Wenn Sie sich jenseits des vierzigsten Lebensjahres befinden, können verkalkte Blutgefäße, Bluthochdruck, fette Ernährung und Bewegungsmangel die Ursache für ein sehr gravierendes, männliches Problem sein, nämlich für die von allen Männern gefürchtete Impotenz.

Ob Sie es nun glauben oder nicht, aber es ist nachgewiesen, daß das Rauchen das Risiko, impotent zu werden, verdoppelt! Der Grund dafür ist, daß Rauchen den Zustand der Blutgefäße verschlechtert. Fettablagerungen in den Blutgefäßen und dazu ein schwaches Herz, aufgrund von Bewegungsmangel und fettreicher Kost, verhindern eine Blutverlagerung in Richtung Penis, so daß eine Erektion nicht zustande kommen kann.

Aber auch physische Hintergründe können zu Impotenz führen. Permanente Anspannung durch Streß, Kummer, Angst und Depressionen, aber auch das Gefühl der Erniedrigung, sowohl im Privatleben als auch im Beruf, sind echte Potenzkiller.

Auch der vermeintliche Leistungsdruck, ausgelöst durch das an Jägerlatein erinnernde protzige Gehabe von so manchem Zeitgenossen in Sachen Sex oder eine unrealistische Erwartungshaltung von Seiten der Partnerin, kann zu niederschmetternden Ergebnissen führen. In solch einer Situation ist es vielleicht tröstlich zu wissen, daß jeder Mann jenseits der 40 mehr oder weniger mit diesem Problem zu kämpfen hat. Von wegen unwiderstehlich und so …

Sex ist kein Leistungssport! Wer den Fehler macht, so zu denken, braucht sich nicht zu wundern, wenn sein männliches „Heiligtum" den Dienst versagt, denn ich habe es schon einmal erwähnt, selbst Maschinen werden ab und zu ausgeschaltet.

An dieser Stelle möchte ich auch einen weitverbreiteten Irrtum ausräumen. Liebestränke und -tees von der Kräuterhexe bestehen zwar aus anregenden und durchblutungsfördernden Kräutern, sie sind in erster Linie aber als „Wink mit dem Zaunpfahl" zu verstehen. Eine organisch bedingte oder als Resultat einer gestörten Partnerschaft entstandene Impotenz kann damit nicht kuriert werden. Nicht einmal bei einer literweisen Anwendung!

Ich habe versucht, in diesem Buch Tips für eine gesunde Lösung bei so manchen Gebrechen des Alltags zu geben, wenn dies in diesem speziellen Fall nicht zu akzeptieren ist, gibt es ja immer noch die berühmten blauen Tabletten.

Noch ein Tip zum Abschluß: Rubin, Zoisit, Rutilquarz und Granat sind die Heilsteine, die Ihnen, meine Herren, bei der Lösung Ihres Problems hilfreich sein können und das auch, wenn Sie nicht daran glauben.

# TIPS GEGEN SEXUELLE UNLUST

*S*etzen Sie sich nicht selbst unter Leistungsdruck. Eine Strichliste über die Anzahl durchgeführter Geschlechtsakte ist sinnlos. Wem sind Sie darüber Rechenschaft schuldig?

*F*ür streßgeplagte Partner ist es wichtig, diesen Streß zuerst einmal auf andere Art und Weise abzubauen oder aber sich mit der Tatsache abzufinden, daß man in dieser Situation wirklich nicht „kann". Es kommen auch wieder andere Zeiten...

*A*lkohol und Zigaretten sind in höheren Dosen nun einmal Lustkiller! Frisches Obst und Gemüse belasten nicht nur weniger, sondern besitzen auch wichtige Vitamine und Mineralstoffe damit sich unsere Lusthormone entwickeln können und das nicht nur „unter Palmen".

*G*estalten Sie Ihre Umgebung und Ihren Alltag spannend und abwechslungsreich.

*D*as sollte besonders auf das Abend- und Freizeitprogramm zutreffen. Wer sich nichts mehr zu sagen hat, dem fällt auch in sexuellen Dingen nicht mehr viel dazu ein.

*S*chaffen Sie „Unregelmäßigkeiten" in Uhrzeit, Tageszeit oder Umgebung.

*A*uch wenn man schon lange zusammenlebt, das Äußere spielt immer noch eine wichtige Rolle. Gepflegt und attraktiv ist Mann (Frau) reizvoller.

*B*eziehen Sie die „Seele der Pflanzen" mit ein. Ätherische Öle oder Parfüms verfehlen, richtig angewendet, selten ihr Ziel.

*E*delsteine können durchaus gezielt eingesetzt werden, wenn man deren Wirkung kennt. Versuchen Sie es einmal gezielt mit Rubin, Thulit oder Feueropal.

*I*ch erwähne es zwar ungern, weil es eigentlich fragwürdig ist, aber manchmal helfen auch Filme oder spezielle Literatur weiter. Ich meine damit allerdings Erzeugnisse der gehobenen Klasse und keine harten Pornos.

## Schmerzen – Spannungskopfschmerzen – Migräne

Jeder Mensch, gleichgültig ob männlich oder weiblich, ob als Kind, als Jugendlicher, als Erwachsener oder im Greisenalter, kennt ein äußerst unangenehmes Signal seines Körpers, nämlich den Schmerz.

Schmerzen können immer und überall auftreten und, da es sich hierbei um eine sehr komplexe Sinneswahrnehmung handelt, ist das Schmerzempfinden sehr unterschiedlich. Es kommt sowohl auf die Persönlichkeit des Schmerzgeplagten, als auch auf die Ursache der Schmerzen an. Ich habe die Erfahrung gemacht, daß weibliche Wesen wesentlich sensibler auf diesen „Hilferuf" des Organismus reagieren, was in meinen Augen durchaus nicht als Schwäche anzusehen ist.

Schmerzen können eine ganze Reihe von körperlichen aber auch vielen psychischen Ursachen haben. Die körperlichen Schmerzen nach einem Sturz, einem Schnitt in den Finger, einer Prellung oder sonstige Verletzungen können eindeutig dem entsprechenden Ort der Entstehung zugeordnet werden. Unter dem Begriff Fernschmerz versteht man Schmerzen, die weder auf eine Verletzung noch auf eine andere Störung zurückzuführen sind. Sie haben vielleicht schon einmal davon gehört, daß jemand „den Nerv getroffen" hat. Es handelt sich hierbei um eine Redewendung, die sowohl rein körperlich wie auch im übertragenen Sinn zu verstehen ist.

Unser ganzer Körper ist in der Haut und auch in den meisten Organen mit freien Nervenendigungen versehen, die sofort jede Gewebeschädigung an unser Gehirn melden. Das sich dort befindende Schmerzzentrum „funkt" diese Information als empfundenen Schmerz zurück. Ein anderer Bereich unseres Nervensystems, nämlich das alt bekannte vegetative Nervensystem, ist aber auch dazu in der Lage, Schmerzen zu „senden", ohne daß die

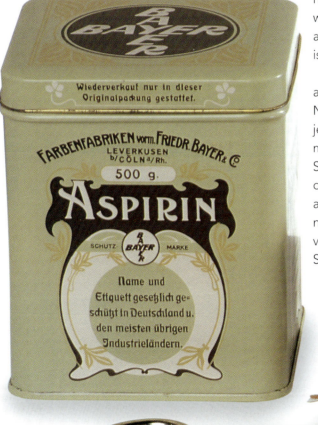

Nervenendigungen ein Signal auslösen. Wenn die Nerven selbst erkrankt sind, sprechen wir von neuralgischen Schmerzen. Egal, auf welche Art und Weise der Nerv auch „getroffen" wurde, es handelt sich immer um eine heftige und schmerzliche Erfahrung.

Äußerst interessant sind die psychischen Hintergründe von Schmerzen. Ob und wie schlimm ein Schmerz empfunden wird, hängt tatsächlich davon ab, wie wir ihn „erlernt" haben, denn die Schmerzintensität wird nicht angeboren. Selbst die Kultur spielt eine nicht unerhebliche Rolle. Bei den Naturvölkern in Afrika werden zum Beispiel selbst umfangreiche Operationen ohne Betäubung durchgeführt, weil der Schmerz schlicht und einfach „nichts" zählt und das Vertrauen in die Künste der Medizinmänner ebenfalls zur Schmerzdämpfung beiträgt. Sie kennen wahrscheinlich die Bilder von Fakiren auf Nagelbrettern und sogenannte „Feuerläufer". Als Indianerfan habe ich schon einmal die Friedenspfeife von Winnetou erwähnt und an dieser Stelle darf das Zitat: „Ein Indianer kennt keinen Schmerz" nicht fehlen.

Diese Einstellung würde – mit Einschränkungen – auch so manchem „Bleichgesicht" nicht schaden, wobei die Ursache eines Schmerzes, der ja als das Signal des Körpers, daß etwas nicht stimmt, anzusehen ist, unbedingt ärztlich geklärt werden muß. Diese Warnung möchte ich besonders meinen männlichen Lesern „ans Herz legen". Nach meiner Erfahrung gibt es unter ihnen jede Menge selbsternannter Indianer, die lange Zeit meinen, ihre Schmerzen ignorieren zu müssen, allerdings nicht aus Heldenmut, sondern schlicht aus Angst vor dem „Medizinmann" und dessen Diagnose. Häufig sind es die besorgten Ehefrauen, die mir ihre Bedenken mitteilen und versuchen, mit Hilfe der Kräuterhexe ein Mittel für den Göttergatten zu finden, das einen Arztbesuch ersetzen soll. Dieses Mittel gibt es aber leider nicht. Meine Herren, es zeugt weit mehr von Heldenmut, wenn Sie es schaffen, trotz Ihrer Angst den Tatsachen ins Gesicht zu schauen. Es muß sich nicht immer um das Schlimmste handeln, was Sie erwartet. Viel häufiger handelt es sich um Bagatellfälle, die – wenn Sie nicht frühzeitig genug erkannt werden – in dem einen oder anderen Fall durchaus ernst zu nehmende Ausmaße annehmen können. Hören Sie auf die Signale Ihres Körpers, denn er meldet sich nicht umsonst. Ich empfinde den Zustand der Unsicherheit und Ungewißheit als we-

*Viele Menschen empfinden Schmerzen wie Stacheldraht.*

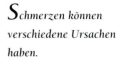

*Schmerzen können verschiedene Ursachen haben.*

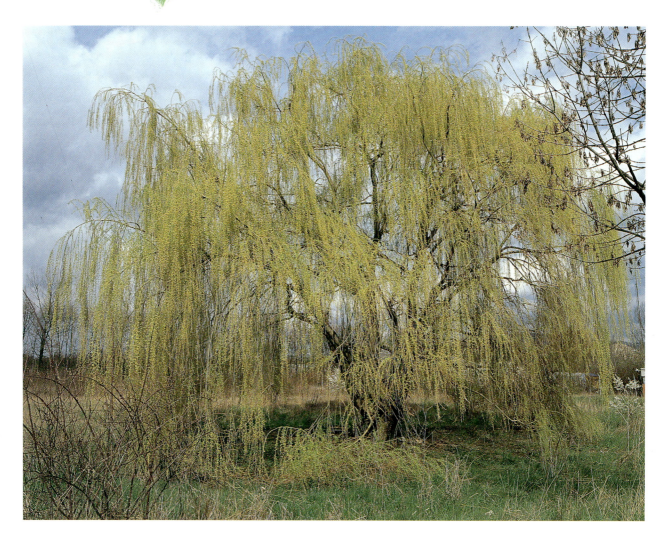

*Weidenrinde muß kleingeschnitten sein, um ihre schmerzlindernden Inhaltsstoffe entfalten zu können.*

sentlich beklemmender, was ohne weiteres auch zu einer Verstärkung des Schmerzes führen kann. Denn durch die permanente Angst verkrampfen Sie sich unbewußt. Auch aus diesem Grund ist es wichtig, Klarheit zu schaffen. Es kann durchaus der Fall sein, daß Sie mit einem freundlichen Lächeln und der Bemerkung: „Alles in Ordnung, Sie sollten nur etwas langsamer tun", entlassen werden.

Die seelisch-geistigen Gründe für Dauerschmerz oder Schmerzen allgemein liegen aller Wahrscheinlichkeit nach in Sehnsucht nach Liebe und Halt und in Schuldgefühlen begründet. Vielleicht sollten Sie an dieser „Ecke" Ihren Heldenmut einsetzen und diese Ursache aus der Welt schaffen, denn nicht immer gilt der Spruch: „Was uns nicht umbringt, macht uns härter."

### Spannungskopfschmerzen

Ein Paradebeispiel für die psychischen Ursachen von Schmerzen sind die Span-

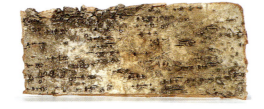

*Die Rinde der Silberweide hat eine schmerzlindernde Wirkung u.a. bei Migräne oder Rheuma.*

# Schmerzen 143

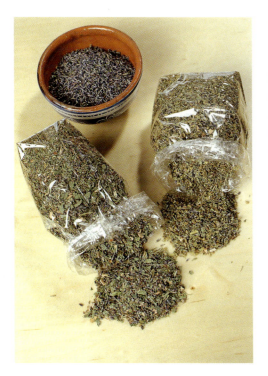

nungskopfschmerzen, ein Begriff der übrigens erst seit 1988 existiert. Diese besondere Art von Kopfschmerzen tritt besonders unter Leistungsdruck und in subjektiv als peinlich empfundenen Situationen auf. Das Gehirn „interpretiert" eine solche Situation als belastend und gefährlich und reagiert darauf, indem die Muskeln und Blutgefäße im Hals-Nackenbereich unter Spannung gesetzt werden. Man zieht vor einem vermeintlichen Feind den Hals und den Kopf ein, um sich zu schützen. Das ist der urgeschichtliche Grund dieser Reaktion. Heute müssen wir allerdings nicht mehr befürchten, daß uns jemand aufs Haupt schlägt, aber die Körperreaktion ist in „brenzligen" Situationen noch immer die gleiche wie vor vielen tausend Jahren.

Durch diese Anspannung von Muskeln und Gefäßen wird deren Durchblutung behindert, und es werden darüber hinaus Stoffwechselprodukte freigesetzt, die wiederum zu einer Reizung der Nervenenden führen, die sich unter unserer Schädeldecke befinden. Bei längerfristigen An-spannungen ist somit der Spannungskopfschmerz eine logische Folge.

Außer diesen psychischen Auslösern können Duftstoffe, hoher Kaffee- und Fleischgenuß und eine falsche Haltung während des Sitzens oder Schlafens Auslöser von Spannungskopfschmerzen sein. Selbst häufiges Kaugummikauen kann die Kiefermuskulatur derart verspannen, daß sich Kopfschmerzen einstellen. Der Zusammenhang zwischen Fleischkonsum und Kopfschmerzen liegt übrigens darin begründet, daß sich im Fleisch in hohem Maß eine bestimmte Fettsäure befindet, aus welcher unser Organismus Schmerz- und Entzündungssubstanzen bilden kann, die wir dann zu spüren bekommen.

**Migräne**

Gehören Sie zu den „kopfgesteuerten" Menschen, mit einem Hang zum „Zerden-

*Schmerzlindernde Teemischungen können auch optisch sehr schön aussehen.*

## Tee gegen Kopfschmerzen

20 g Verbenenblätter (Aloysia triphylla)
10 g Fenchelfrüchte
20 g Lavendelblüten
20 g Melissenblätter
20 g Quendelkraut
10 g Rosmarinnadeln
20 g Weidenrinde

Mischen, 1 EL pro Tasse, 5 Minuten zugedeckt ziehen lassen. Als krampflösender, entspannender und schmerzlindernder Tee mit Blutdruck unterstützender Wirkung ist er begleitend bei allen Arten von Kopfschmerzen geeignet. Die Ursache unbedingt vom Arzt abklären lassen!

# Die Krankheiten

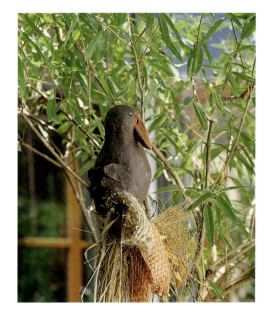

*Mein Rabe Abraxas bewacht meinen Zitronenstrauch (Verbene).*

ken" von Problemen, stehen Sie immer „unter Strom", sind Sie neugierig, ständig aktiv, können Sie nur schwer entspannen und gehen Sie auch die kleinsten Probleme mit der Konzentration einer weltbewegenden Entscheidung an und dies besonders als weibliche Person, so leiden Sie mit Sicherheit auch unter Migräne.

Nach neuesten Forschungsberichten entspricht Ihre Migräne dem sogenannten „Denkpausenmodell". Ihr Gehirn ist demzufolge überlastet und nimmt sich daher in Form eines Migräneanfalls eine Pause, indem es die Blutgefäße engstellt und damit eine Schmerzattacke auslöst. Nur mit diesem Zwang zum Innehalten wird das überstrapazierte Gehirn vor Schäden bewahrt. So schmerzlich diese Erfahrung auch ist, Sie können nur damit existieren.

Das zweite Modell der modernen Wissenschaft ist das beängstigend klingende „Schlaganfallmodell".

Aufgrund neurologischer Untersuchungen hat man herausgefunden, daß jedem Migräneanfall ein „Minischlaganfall" vorausgeht, was durch die vorgefundenen Vernarbungen im Gehirn von Migränepatienten belegt wurde. Durch das Zusammenziehen von Blutgefäßen werden zerstörte, blutleere Zellen hinterlassen. Bei chronischer Migräne werden diese Stellen immer größer, so daß sich daraus auf Dauer und in höherem Lebensalter „neurologische Ausfälle" ergeben können.

Aufgrund dieser Ausführungen ist es einleuchtend, daß es absolut wichtig ist, die Ursachen für einen Migräneanfall soweit wie möglich zu reduzieren. Mit Hilfe eines Migränekalenders können auslösende Faktoren ermittelt und als Folge daraus auch weitestgehend vermieden werden. Wetter, Alkohol, Nahrungsmittel, Streß, hormonelle Gründe, Lichtreize usw. können zu diesen Auslösern gehören. Das oberste Gebot bei Schmerzen, Spannungskopfschmerzen und Migräne heißt in erster Linie: Entspannung. Versuchen Sie auch nicht, wie es häufig von Unwissenden empfohlen wird, Ihren Schmerz mit Sport zu vertreiben. Er wird dadurch nur noch schlimmer! Sport eignet sich lediglich zur Vorbeugung.

## Tee gegen entzündliche Schmerzen

30 g Brennesselkraut
10 g Löwenzahnkraut
20 g Schafgarbenblüten
10 g Schlüsselblumenblüten
30 g Zinnkraut

Mischen, 1 EL pro Tasse, 5 Minuten zugedeckt ziehen lassen Zur Unterstützung und Ergänzung einer ärztlichen Therapie geeignet.

# SCHMERZEN

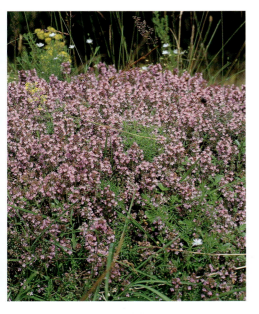
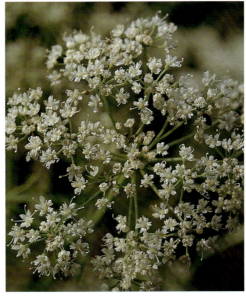

*Quendel (ganz links) und Anis (links) gehören zu den krampflösenden und entzündungshemmenden Heilpflanzen.*

Die biologische Aufgabe des Schmerzes lautet: Unser Wohlbefinden einzuschränken und damit Ruhe zu erzwingen, uns von bestimmten Bewegungen abzuhalten (= Schonhaltung aufgrund von Verletzungen) und uns von ungünstigen Verhaltensweisen abzubringen, wie z. B. Übertreibungen beim Sport und der Nahrungsaufnahme, keine Entspannungspausen, Verdrängung von Schlaf.

## Weidenrinde

Schon sehr früh hat man die schmerzlindernde Wirkung der Silberweidenrinde erkannt, obwohl es noch nicht möglich war, diesen besonderen Inhaltsstoff, der für diese Wirkung verantwortlich war, zu analysieren. Heute kennen wir die chemische Zusammensetzung der Acetylsalicylsäure, die als Vorstufe in eben dieser Rinde vorhanden ist. Diese Acetylsalicylsäure ist Ihnen vielleicht eher unter der Markenbezeichnung „Aspirin" bekannt, so daß die Weidenrinde durchaus die Bezeichnung „Aspirin der Volksmedizin" verdient. Lateinisch heißt die Weide Salix. Dieser Wortstamm taucht als Salizylsäure in eben jener chemischen Bezeichnung des Aspirins wieder auf. Die Kurzform der Acetylsalicylsäure lautet übrigens ASS. Dieses millionenfach bewährte Schmerzmittel, das ich selbst als Kräuterhexe benutze, besitzt jedoch auch Nebenwirkungen, die man kennen sollte. Vor der Einnahme dieses Medikaments lesen Sie daher bitte gründlich den Beipackzettel und fragen Sie Ihren Arzt oder Apotheker.

Der eine oder andere unter Ihnen hat vielleicht schon einmal die Erfahrung gemacht, daß die Einnahme von Acetylsalicylsäure zu Magenbeschwerden führen kann. Magenempfindliche Menschen sollten daher die Dosierung der Acetylsalicylsäure so gering wie möglich halten. Eine zweite Nebenwirkung der Acetylsalicylsäure beruht auf einer Herabsetzung der Blutgerinnung.

Grundsätzlich sollten Schmerzmittel nicht in hoher Dosierung oder über einen längeren Zeitraum ohne Rücksprache mit einem Arzt eingenommen werden. Diese Formulierung kommt Ihnen sicherlich irgendwie bekannt vor.

Als Kräuterhexe verwende ich nach wie vor das „Uraspirin" in Form von Wei-

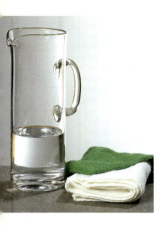

*Bei manchen Schmerzattacken wirkt ein mit kaltem Wasser getränkter Lappen wie ein Wunder.*

*Amethyst kann bei Kopfschmerzen helfen.*

denrinde in Teemischungen gegen Migräne, Regelbeschwerden oder Rheuma.

### Kräuter, die helfen

### Weidenrinde

Man verwendet die kleingeschnittene Rinde der wildwachsenden Silberweide als Tee, indem man die Rindenstückchen kalt aufsetzt. Das Ganze wird bis zum Siedepunkt erhitzt. Danach läßt man diesen Auszug fünf Minuten ziehen. Weidenrindentee schmeckt etwas bitter, was sich jedoch durch den Zusatz von Pfefferminze, Melisse, Kamille oder Fenchel ausgleichen läßt. Da diese Kräuter ebenfalls schmerzlindernd wirken, kann man auf diese Weise die berühmten „zwei Fliegen mit einer Klappe" schlagen. Auch bei der Weidenrinde schwankt der Inhaltsstoff je nach Witterung und Bodenbeschaffenheit, so daß es sinnvoll ist, die fertige Droge aus der Apotheke zu besorgen.

### Wohlriechendes Eisenkraut (Verbene)

Den Blättern des Zitronenstrauches, wie die Verbene auch genannt wird, ent-

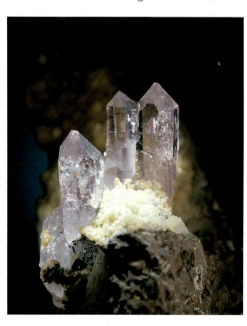

strömt beim Zerreiben ein wunderbarer Zitronenduft. Deshalb werden diese auch bevorzugt zur Geschmacksverbesserung von Teemischungen verwendet. Die Heilwirkung dieses Strauches hat sich aber auch bei Migräne, nervöser Erschöpfung, Verdauungsstörungen und Magenkrämpfen gezeigt. Das wohlriechende Eisenkraut ist in unseren Breiten als Kübelpflanze zu halten, so daß den ganzen Sommer über frische Blätter abgezupft werden können. Sie sollten sich aber auch einen Vorrat Verbenenblätter für den Winter trocknen, da der Zitronenstrauch in dieser Jahreszeit kahl ist und erst im Frühjahr wieder neu austreibt.

### Heilsteine gegen Schmerzen

**Amethyst:** Wirkt allgemein schmerzlindernd, bei Verletzungen, Prellungen und Schwellungen. Besonders Spannungskopfschmerzen können durch eine Kopfhautmassage mit Amethystufen (= Drusensegmente) oder Kristallen gelindert werden.

**Rauchquarz:** Löst Verkrampfungen und ist schmerzlindernd besonders bei Rückenbeschwerden, stärkt die Nerven und lindert Strahlenschäden. Durch eine entspannende Wirkung ist der Rauchquarz der klassische Antistreßstein.

**Rhodochrosit:** Macht die Blutgefäße elastisch und sollte daher bei Migräne aufgelegt werden.

**Rhodonit:** Der beste Wundheilstein überhaupt. Er heilt Verletzungen innerlicher und äußerlicher Art, leitet Gift aus dem Gewebe und sorgt für eine saubere Wundheilung.

**Türkis:** Wirkt schmerzlindernd, krampflösend, entgiftend und entzündungshemmend. Achtung! Nur echte Türkise haben Heilwirkung. Kein anderer Stein wird so häufig gefälscht wie der Türkis. Daher sollte er wie auch alle anderen Heilsteine nur in seriösen Heilsteinläden gekauft werden.

## Was ich sonst noch tun kann

Mit der Aromatherapie kann im Schmerzfall viel erreicht werden. Diese Art der Anwendung ist allerdings nur für diejenigen geeignet, deren Schmerzen nicht durch Düfte verursacht werden. Das klingt zwar banal, ich halte diese Erwähnung aber für wichtig. Die klassischen Schmerzlöser aus der Familie der ätherischen Öle sind: Basilikum, Lavendel, Bergamotte, Pfefferminze, Muskatellersalbei, Rose.

Die Farbtherapie sollte auch nicht unterschätzt werden. Es ist bewiesen, daß Farben auf unsere Psyche einwirken und uns Schmerzen weniger empfinden lassen. Zu den wirksamen Farben bei Schmerzen gehören Violett und Blau. Probieren Sie es einmal, indem Sie die Augen schließen und sich ein kühlendes Blau, das immer größer wird, oder ein weites blühendes Lavendelfeld vorstellen. Ihre Kopfschmerzen werden nachlassen.

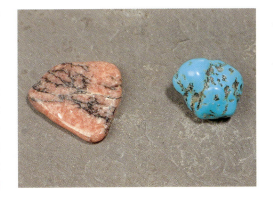

*Der Stein für innere und äußere Verletzungen heißt Rhodonit (links). Türkise (rechts) sind schmerzlindernd und krampflösend.*

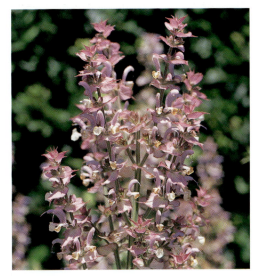

*Das ätherische Öl des Muskatellersalbeis wird in der Aromatherapie gegen Schmerzen eingesetzt.*

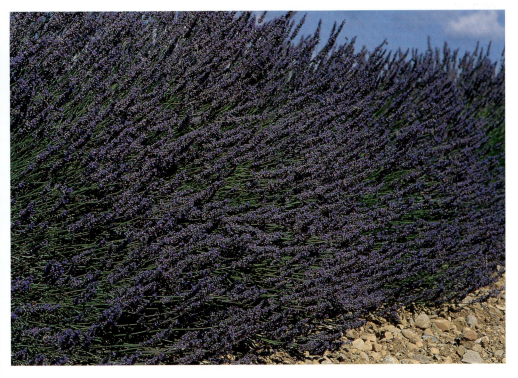

*Die schmerzlindernden Farben blau und violett werden auf diesem Bild besonders schön verdeutlicht.*

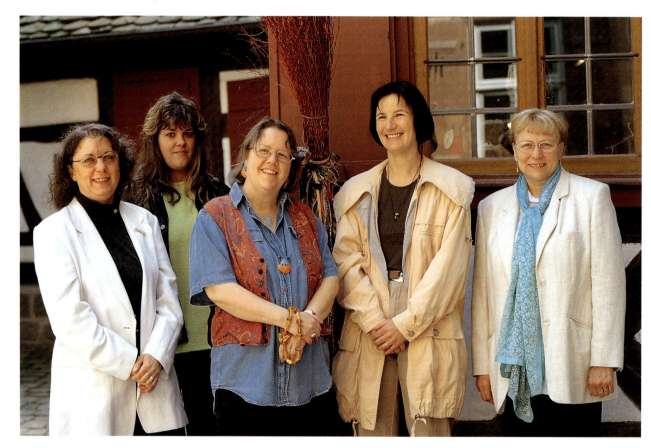

*Ein eingespieltes Team: meine „Unterhexen" und ich.*

## Liebe Leserinnen und Leser!

Nachdem wir nun auf der letzten Seite dieses Buches angekommen sind, werden Sie sicher erkannt haben, was ich eingangs mit der Bezeichnung „Gesundheitsbuch der besonderen Art" gemeint habe. Ich kann mir durchaus vorstellen, daß Sie auch dieses Werk – wie es laut vielen Zuschriften bereits bei „Mein Kräuterhexenwissen" der Fall war – in einem Durchgang gelesen haben. Ich möchte mich bei Ihnen unter dem Aspekt verabschieden, daß hier zwar die Buchseiten zu Ende sind, aber ich mit meinem „Latein" noch lange nicht. Sie dürfen mich gerne einmal in meinem Wohnort Sternenfels im Stromberg oder im Kloster Maulbronn besuchen.

# Register

**Halbfette Zahlen** verweisen auf Abbildungen

**A**chat **106**, 107
Aktinolyt 112
Alkohol 40 ff.
Amazonit 134 f., **136**
Amethyst **74**, 146, **146**
Ängste 113 f.
Anis **92**, 145
Anis-Fenchel-Kümmel-Likör 46, **47**
Anisfrüchte 92
Aromatherapie 71 ff.
Auberginen, gegrillt 28

**B**aldrian 124, **125**
Basilikum 106
Basilikumpesto 28
Beifuß **107**
Bernstein **106**, 107
Bewegung 48 ff.
Biene **32**
Birke **111**
Birkenblätter 110
Blase 108 f.
Blasen- und Nierentee 109
Brennessel 110, **111**
Bronchialtee 94
Burnout-Syndrom 117 ff.

**C**halcedon, Blauer 98, **99**
Chiastolith 125
Creme, Mandelöl- 67
Creme, Rosenöl- 66, **66**

**D**arm 100
Depressionen 113 f., 117 ff., 122
Diamant 125
Diäten 23 f., 34 ff.
Dinkelwaffeln 32
Duftgeraniensirup 29
Dumortierit **106**, 107

**E**delsteine 71 ff.
Eibisch **93**
Eibischwurzel 92
Eier 16 f.
Eisenkraut 146
Entgiften 37 ff.
Entgiftungstee 39

Entschlacken 37 ff.
Entwässerungstee 39
Epidot 107
Erdbeerbowle, Minze-Salbei- 29
Erkältungstee 93
Ernährung 10 ff.
Erschöpfung 117 ff.

**F**eldsalat **90**
Fenchel 104, **105**
Fenchelernte **104**
Fette 18
Fingerhut **82**
Fisch 16 f.
Fischfilet 27

Fleisch 16 f.
Frauenkrankheiten 126 ff.
Frauenmantel 132 f., **132**
Früchtekompott 29

**G**alle 100
Gemüse 14 f.
Gesundheitstee 86
Getränke 14 f.
Goldrute 110, **110**

**H**ähnchenkeule 28
Hahnemann, Samuel **77**, 78
Hauhechel **110**, 111
Haut 64

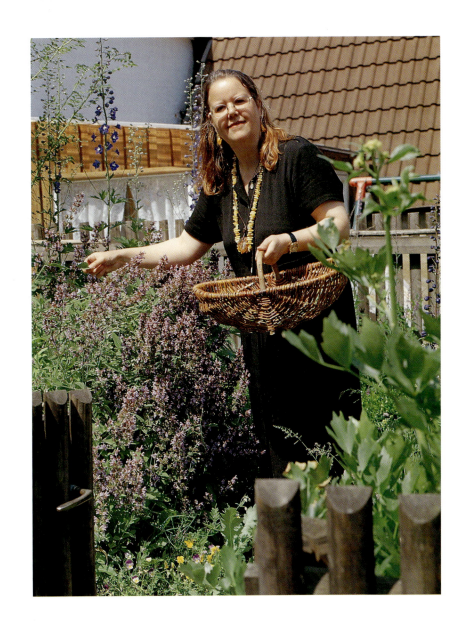

# 150 ANHANG

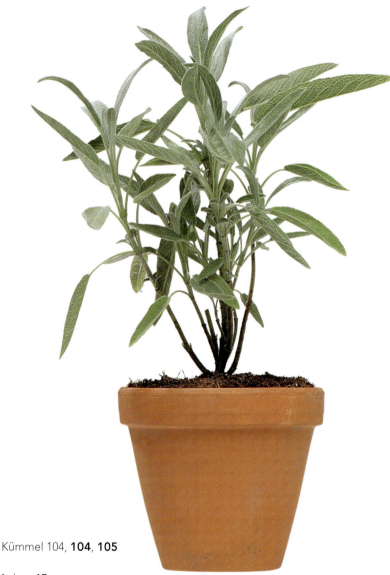

Hauttee 65
Heilpflanzen 82
Heilpflanzenkunde 80 f.
Heilsteine 99, 107, 125, 134 f., 156 f.
Heiltränken 44 ff.
Heiserkeit 88
Heliotrop 99, **99**
Hexen 62 ff.
Hexenbesen **62**
Hirse **36**
Hirtentäschel **132**, 133 f.
Holunderblüten **92**, 93
Homöopathie 76
Honig 30 f.
Honigkuchen **33**
Honig-Zimt-Sahne 32
Husten 88

**I**mpotenz 136 ff.
Inhalierkräutermischung 97

**J**ohanniskraut **122**, **123**, 124

**K**amille **103**
Kamille, Echte **88**
Kamillenblüten 102
Kartoffelgratin 25
Keuschlamm 133
Kindertraumtee 87
Klatschmohnblüten 94, **95**
Knoblauch 38
Kohlenhydrate 14 f.
Kopfschmerzen 140 ff.
Krankheit 70 f.
Krankheit, Behandlungsmethoden 71 ff.
Krankheiten 88 ff., 92 ff.
Kraut- und Rübenkuchen 26, **26**
Kräuter 92 ff., 102 ff., 110, 124 f.,
    132 f., 146
Kräuterbutter 19
Kräuteressig **19**
Kräuter-Gemüse-Reis 26
Kräuterhexentrank 47, **47**
Kräuterkekse 32
Kräutermischung, Inhalier- 97
Kräuteröl **19**
Kräuteröl, pikant 19
Kräuteröl, würzig 19
Kräuter-Pfannkuchen 27
Kräuterschnaps 46
Kräutertee 87
Kräuterwein 46

Kümmel 104, **104**, **105**

**L**abor **45**
Larimar 125
Lavendel **122**, 124
Lavendelbad 67
Lebenseinstellung 9 ff.
Leber 100
Leber-Galle-Tee 101
Liebstöckel 112, **112**
Likör, Anis-Fenchel-Kümmel 46, **46**
Likör, Provence- 47
Lindenblüten 95, **95**, 87
Löwenzahnlikör 32

**M**ädesüß 112, **112**
Magen 100
Magentee 101
Maggikraut 112
Magnesit **106**, 107
Mahlzeiten, Zusammensetzung 20 f.

Maiglöckchen **82**
Malachit **73**, 136, **136**
„Männergeschichten" 126 ff.
Mandelölcreme 67
Maronenkugeln 33
Maske 66
Melisse **105**
Melissenblätter 104
Migräne 140 ff.
Mineralfarben, Wirkung 73 ff.
Mineralien, blaue 75
Mineralien, gelbe 74
Mineralien, grüne 74
Mineralien, klare 73
Mineralien, orangefarbene 74
Mineralien, rote 74
Mineralien, schwarze 74

# REGISTER 151

Mineralien, violette 75
Mineralien, weiße 73
Minze-Salbei-Erdbeerbowle 29
Mönchspfeffer 133 f., **134**
Mond **52**
Mondstein 136, **136**
Moosachat 99
Mörser **81**
Muskatellersalbei **147**

**N**achtschatten, Schwarzer **82**
Nährstoffe 12
Nahrungsbestandteile **21**
Nephrit 112, **112**
Nieren 108 f.

**O**bsidian **124**, 125
Obst 14 f.
Ölbad 67
Öle 18

**P**aprikapaste 28
Pfannkuchen, Kräuter- 27
Pfefferminze **102**, 103
Phytotherapie 80 f.
PMS 130 f.
Prämenstruelles Syndrom 130 f.
Prehnit **106**, 107
Provence-Likör 47

**Q**uendel **145**

**R**adicchio **100**
Rauchquarz 147
Reis **36**
Reis, Kräuter-Gemüse- 26
Reiseapotheke **77**
Rhodochrosit **75**, **146**, 147
Rhodonit 147, **147**
Rinde, Silberweide **142**
Ringelblume **87**

Rosenölcreme 66
Rosenzucker 29
Rosmarin 124, **125**
Rutilquarz 99, **99**

**S**äfte **37**
Salat 14 f.
Salbei **96**
Salbeiblüten **86**
Salbeiblätter 95
Saphir 125
Schafgarbe **102**, **135**
Schafgarbenblüten 102
Schlafen 52 ff., 59
Schlafstörung 55 ff.
Schlaftee 59
Schmerzen 140 ff.
Schnaps, Wacholder-Johannisbeer- 46
Schönheit 60 ff., 65

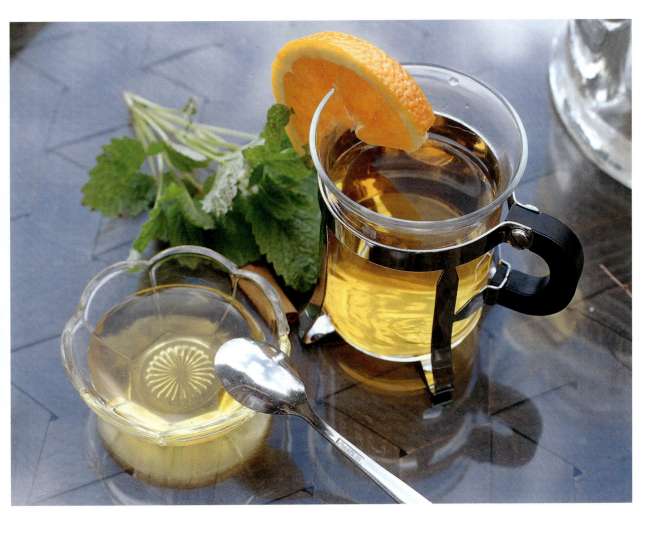

## 152 ANHANG

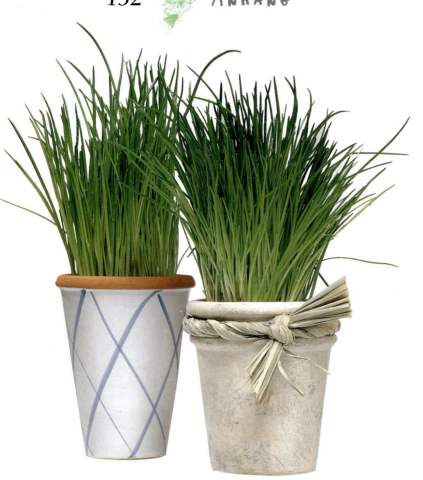

Schönheitsoperationen 65 f.
Schönheitstips 60
Schnupfen 88
Sesamkonfekt 33
sexuelle Unlust 136 ff.
sexuelle Unlust, Tips 139
Smaragd 74, 99, **99**
Sonnenstein **124**, 125
Sonnenuhr **121**
Sonnenuntergang **58**
Spierstaude 112, **112**
Spitzwegerich **96**
Spitzwegerichblätter 96
Sterilität 136 ff.

**T**abak 40
Tabakfeld **41**
Tabakpfeife **40**
Tee 34, **38**, **39**, 83 ff., **89**
Tee, Blasen- und Nieren- 109
Tee, Bronchial- 94
Tee, Entgiftungs- 39
Tee, Entwässerungs- 39

Tee, gegen entzündliche Schmerzen 144
Tee, Erklältungs- 93
Tee, Gesundheits- 86
Tee, Haut- 65
Tee, Kindertraum- 87
Tee, gegen Kopfschmerzen 143
Tee, Kräuter- 87
Tee, Leber-Galle- 101
Tee, Magen- 101
Tee, gegen Regelbeschwerden 134
Tee, Schlaf- 59
Tee, gegen Wechseljahresbeschwerden 133
Tee, Zitronenkräuter- 87
Thulit 136, **136**
Thymian 96, **96**
Tinkturen 44 ff.
Tod 115 ff.
Türkis 147, **147**
Turmalin 112, **112**

**U**nlust, sexuelle 136 ff.

**V**ariscit 107
Verbene **144**, 146
Verdauungsprobleme 107
Verstimmung, depressive 122
Vollwertkost 23 f.

**W**acholder-Johannisbeerschnaps 46, **46**
Wechseljahresbeschwerden 131 f.
Weidenrinde 145, 146
Weinbergssalat, Sternenfelser 25, **25**
Weinkeller **43**
Wermut 104, **107**
Wiesenkönigin **112**

**Z**igaretten 40 ff.
Zimt 124, **124**
Zitronenkräutertee 87
Zitronenstrauch **144**
Zoisit 136, **136**
Zucker 16 f.

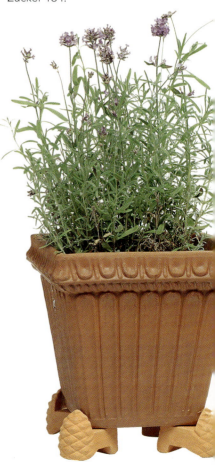

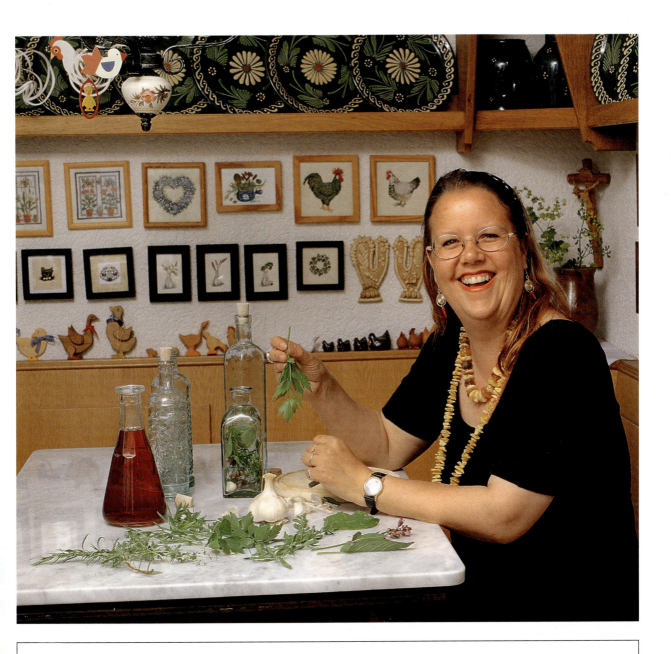

Die in diesem Buch besprochenen und dargestellten Produkte sind Erzeugnisse der Sternenfelser Kräuterhexe. Ein Großteil davon ist in ihren Hexenläden erhältlich. Alle in diesem Buch dargestellten Teemischungen sind käuflich zu erwerben. Interessenten wenden sich bitte an:

Galerie aktiv der Sternenfelser Kräuterhexe
Frau Gabriele Bickel
Maulbronner Straße 10
75447 Sternenfels
Tel./Fax: 0 70 45 / 4 00 47

Sternenfels im Enzkreis liegt im Stromberggebiet am Rande des Kraichgaus an der Achse Pforzheim-Maulbronn-Heilbronn.

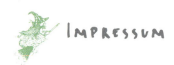

## IMPRESSUM

Mit 227 Farbfotos und 4 Zeichnungen von:

Rainer Bode, Haltern: S. 5 u., 69, 73, 74 (beide), 75, 99 u. (beide), 146 u.; Deutsches Edelsteinmuseum, Idar-Oberstein/Fotograf Firma Hosser, Idar-Oberstein: S. 112 u.; Institut für Geschichte der Medizin, Heidelberg: S. 76, 77 u., 78; Koob & Partner, Mülheim/Ruhr: 49 o., 51; Roland Krieg, Waldkirch: S. 37, 67; Staatliche Kunsthalle, Karlsruhe: S. 62 u; Botanik-Bildarchiv Laux, Biberach/Riß: S. 39 u., 70 o., 82 o. li.; 82 Mi. li., 82 u. li., alle, 83, 86, 87 o., 89, 90 u. re., 93, 95 u., 96 alle, 97, 102 (beide), 103, 105 u. li., 107 (beide), 110 (beide), 111 (beide), 112 o. li., 112 Mi. li., 122, 123 u., 125 o. li., 132, 133, 135, 144, 145 (beide), 147 Mi.; Nils Reinhard, Heiligkreuzsteinach/Eiterbach: S. 13 o., 33 u., 117 o., 123 o., 137; Reinhard-Tierfoto, Heiligkreuzsteinach/Eiterbach: S. 5 o., 8, 10 o., 11 o., 16/17 u., 17 o., 20, 24, 28 Mi. re., 30, 32 (beide), 34 li., 41, 52, 57, 58 (beide), 64 (beide), 68, 87 u., 91, 92 u., 95 o., 100 o., 105 o., 113, 114, 115, 118/119, 120, 125 o. re., 134, 141 o. re., 142 o., 147 u.; Ralf Roppelt, Sahara-Werbeagentur, Stuttgart: S. 1, 2/3, 4, 6, 7 alle, 9, 10/11 u., 12 alle, 13 re. (alle), 13 u. (alle), 14 alle, 15 u., 18/19 alle, 22, 23, 25 alle, 26 alle, 27 alle, 28 o., 28 u., 29 alle, 31, 33 o., 36, 38 u., 38/39 Mi., 40 u., 42, 44, 45, 46, 47 (beide), 48 u., 49 u., 50, 56, 59, 61, 62, 63, 65, 66 li., 70 u. (beide), 71 alle, 72, 77 o., 79 alle, 80/81, 82 o. re., 88 o., 88/89 u., 98, 99 o., 100/101 u., 104 u., 105 u. re., 106 (alle), 108/109 u., 112 Mi. re., 121, 124 alle, 126/127 alle, 128/129 alle, 130/131 Mi., 136 alle, 138, 139 alle, 140/141 u., 142 u., 143, 146 o. li., 147 o., 148, 149, 150, 151; Christof Salata, Stuttgart: S. 48 o.; Sammer Bildarchiv, Neuenkirchen: S. 15 o., 40 o., 84/85, 90 u. li.; Peter Schönfelder, Pentling: S. 92 o., 94, 104 o.; Seca, Hamburg: S. 34/35 Mi.; Staatlicher Hofkeller Würzburg/Fotograf: Gregor M. Schmid, München: S. 43.

Zeichnungen von:
Gisela Dürr, München: S. 53, 54/55, 116/117 Mi.; Haus Rabenhorst, Unkel/Rhein: S. 21; alle Hexen zu den Kolumnen: Marianne Golte-Bechtle, Stuttgart.

Umschlaggestaltung von Atelier Reichert unter Verwendung von 5 Farbfotos von Reinhard-Tierfoto, Heiligkreuzsteinach/Eiterbach: Foto auf der Vorderseite/Rückseite im Hintergrund; Ralf Roppelt, Sahara-Werbeagentur, Stuttgart: großes und kleines Foto auf der Vorderseite, beide Fotos auf der Rückseite.

Die Deutsche Bibliothek - CIP-Einheitsaufnahme

**Bickel, Gabriele:**
Meine Kräuterhexengesundheit ; Naturheilmittel, Rezepte, Kurzkuren / Gabriele Bickel. – Stuttgart : Kosmos, 1999
   ISBN 3-440-07634-2

© 1999, Franckh-Kosmos Verlags-GmbH & Co., Stuttgart
Alle Rechte vorbehalten
ISBN 3-440-07634-2
Grundlayout von Atelier Reichert, Stuttgart
Scribble von Gisela Dürr, München
Lektorat: Angelika Throll-Keller, Ulrike Pfeifer
Printed in Italy/Imprimé en Italie
Satz und Herstellung:
TypoDesign, Radebeul bei Dresden
Druck und buchbinderische Verarbeitung:
Printer Trento S.r.l., Trento

---

Alle Angaben in diesem Buch sind sorgfältig geprüft und geben den neuesten Wissensstand bei der Veröffentlichung wieder. Da sich das Wissen aber laufend und in rascher Folge weiterentwickelt und vergrößert, muß jeder Anwender prüfen, ob die Angaben nicht durch neuere Erkenntnisse überholt sind. Dazu muß er zum Beispiel Beipackzettel lesen und genau befolgen sowie Gebrauchsanweisungen und Gesetze beachten.

---

**Gabriele Bickel** hat nach einer Ausbildung zur Apothekenhelferin und anschließend Pharmazeutisch-Technischen Assistentin Grafik und Design studiert. Nach der Geburt Ihrer jetzt zwölfjährigen Tochter beschäftigte sie sich mehr und mehr mit Kräutern und Gewürzen sowie ihrer Anwendung. 1993 eröffnete Frau Bickel ihren ersten Kräuterhexenladen, 1996 kam der zweite im Kloster Maulbronn dazu. Sowohl durch ihre Bücher als auch ihre Auftritte in Rundfunk und Fernsehen ist die „Kräuterhexe von Sternenfels" weit über die Grenzen ihrer baden-württembergischen Heimat hinaus einem großen Publikum bekannt.

---

Vermerk: Alle Rezepte unterliegen dem Copyright by Galerie aktiv, D-75447 Sternenfels. Alle Mengenangaben ohne Gewähr. Mischungen können unterschiedliche Intensitätsergebnisse haben.

---

In diesem Buch werden Hinweise zur Naturheilkunde gegeben. Nur auf die beschriebenen Arten trifft die angegebene Verwendung zu, ihr Gebrauch setzt daher ihre sichere Kenntnis voraus.
Heilpflanzentees sollten immer nur beschränkte Zeit und nicht länger als nötig eingenommen werden, auch Hausteemischungen sollte man öfter wechseln, verschiedene Kräuter, wie z. B. Rosmarin und Salbei dürfen nicht während der Schwangerschaft eingenommen werden. Behandelt werden dürfen nur leichtere Gesundheitsstörungen, die keiner ärztlichen Behandlung bedürfen. Den Arztbesuch kann dieses Buch auf keinen Fall ersetzen.

# Grabriele Bickels Kräuterhexenwissen

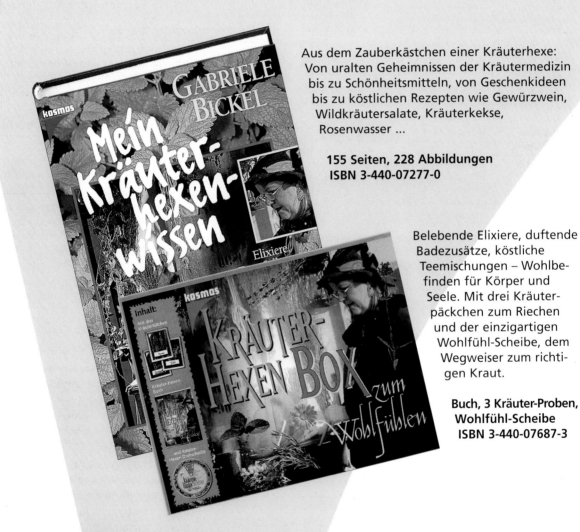

Aus dem Zauberkästchen einer Kräuterhexe: Von uralten Geheimnissen der Kräutermedizin bis zu Schönheitsmitteln, von Geschenkideen bis zu köstlichen Rezepten wie Gewürzwein, Wildkräutersalate, Kräuterkekse, Rosenwasser ...

**155 Seiten, 228 Abbildungen
ISBN 3-440-07277-0**

Belebende Elixiere, duftende Badezusätze, köstliche Teemischungen – Wohlbefinden für Körper und Seele. Mit drei Kräuterpäckchen zum Riechen und der einzigartigen Wohlfühl-Scheibe, dem Wegweiser zum richtigen Kraut.

**Buch, 3 Kräuter-Proben, Wohlfühl-Scheibe
ISBN 3-440-07687-3**

## kosmos

**Bücher • Videos • CDs • Kalender**

zu den Themen : Natur, Garten- und Zimmerpflanzen, Astronomie, Heimtiere, Pferde, Kinder- und Jugendbücher, Eisenbahn/Nutzfahrzeuge